TMS&EMS
SCHLAUCHFIGUREN
3. AUFLAGE

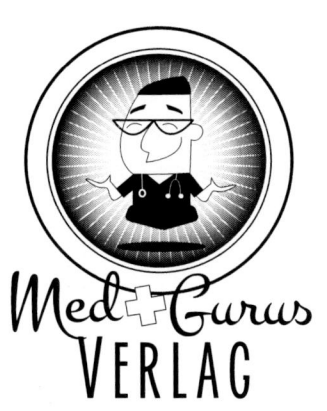

INHALTSVERZEICHNIS

1. VORWORT

Hinter dem Namen **MedGurus** verbirgt sich eine Gruppe von motivierten Medizinstudenten und bereits approbierten Ärzten, die es sich zur Aufgabe gemacht haben, Medizininteressierten zu ihrem Studienplatz zu verhelfen. Es ist uns ein Anliegen Chancengleichheit bei der Vorbereitung auf den Medizinertest herzustellen und keine Selektion durch überteuerte Vorbereitungskurse und -material zu betreiben. Wir bieten daher seit 2007 Vorbereitungskurse und Übungsmaterial für den Medizinaufnahmetest zu studentisch fairen Preisen an. In diesen Jahren haben wir mehrere Hundert Medizininteressierte auf ihrem Weg zum Studienplatz begleitet und ihnen zu ihrem Erfolg verholfen.

Wir haben uns entschlossen, unsere über die Jahre gesammelten und verbesserten Lösungsstrategien, Tricks und Tipps für den Aufnahmetest in einem Buch zur selbstständigen Vorbereitung zu veröffentlichen. Der Leitfaden enthält Lösungsstrategien und Übungsaufgaben zu jedem Untertest und berücksichtigt speziell all die Fragen und Schwierigkeiten, die uns aus den Vorbereitungskursen bekannt sind. Statistisch gesehen scheint sogar eine selbständige Vorbereitung mehr zu bewirken als die Teilnahme an Kursen. (Freiburg, Vorbereitungsreport 2005. Vorbereitung auf den EMS – was und wie viel ist richtig?, 2005) Der Leitfaden eignet sich somit als Nachschlagewerk und Begleiter für eine selbstständige Vorbereitung, bei der das Lernpensum selbst eingeteilt werden kann.

Unsere Bücher werden regelmäßig auf den neusten Stand gebracht und an Änderungen im Test angepasst. Das Konzept unserer Buchreihe ist simpel. Der Leitfaden zum TMS & EMS erklärt umfangreich und anhand von Beispielen die Lösungsstrategien für die einzelnen Untertests. Daneben gibt es die Übungsbücher zu den jeweiligen Untertests, die ausreichend Aufgaben bereitstellen, um die Lösungsstrategien einzuüben.

Für Feedback zum Buch haben wir immer ein offenes Ohr. Eure Wünsche, Anregungen und Verbesserungsvorschläge setzen wir gerne um. Wir sind für euch unter folgender E-Mail-Adresse erreichbar: **buecher@medgurus.de**

Ihr findet uns auch im Social Network unter **www.facebook.com/medgurus** bzw. „**Med Gurus Vorbereitung & Verlag**". Hier veröffentlichen wir regelmäßig Neuigkeiten zum Test. Like it!

Übrigens werden 5 % des Gewinns der **MedGurus GbR** für karitative Zwecke gespendet. Detaillierte Infos dazu findet ihr auf unserer Homepage.

Wir wünschen euch viel Spaß bei der Bearbeitung, eisernes Durchhaltevermögen für die Vorbereitung und nicht zuletzt großen Erfolg für den Eignungstest!

Euer Autorenteam
Anselm Pfeiffer, Constantin Lechner und Alexander Hetzel
Mehr unter **www.medgurus.de - Eine Initiative von und für Studenten**

2. THEORETISCHER TEIL UNTERTEST SCHLAUCHFIGUREN

2.1 ALLGEMEINES UND AUFBAU

Dieser Untertest prüft das räumliche Vorstellungsvermögen, welches vor allem für zukünftige Chirurgen wichtig werden könnte. Räumliches Denken ist aber auch bei bildgebenden Verfahren in der Diagnostik und in vielen anderen Bereichen der Medizin nötig. Das Gute ist, dass es auch ohne Vorwissen ausgezeichnet trainiert werden kann.

Bei diesem Untertest wurde ein Plexiglaswürfel mit einem oder mehreren Schläuchen darin abfotografiert. Das linke Foto entspricht immer der Ansicht von vorne. Die Aufgabe ist es zu entscheiden, welche Ansicht des Würfels auf dem rechten Foto dargestellt wird.

Der Test besteht im TMS aus 24 Aufgaben à zwei Abbildungen, für die 15 Minuten Bearbeitungszeit zur Verfügung stehen. Im EMS sind es 20 Aufgaben mit entsprechend nur 12 Minuten Bearbeitungszeit. D.h. 36 Sekunden pro Aufgabe. Wichtig ist auch, dass die Aufgaben nach ihrer Schwierigkeit gestaffelt sind. Das bedeutet die ersten acht Aufgaben sind als leicht eingestuft, die nächsten acht als mittelschwierig und die letzten acht als schwierig. Alle Angaben beziehen sich auf die Tests der letzten Jahre, mögliche Abweichungen von diesen Regeln in der Zukunft sind möglich.

Beispielaufgabe:

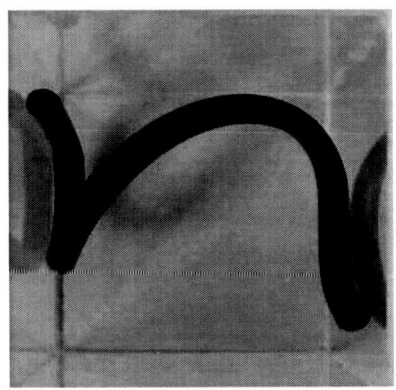

(A) r
(B) l
(C) u
(D) o
(E) h

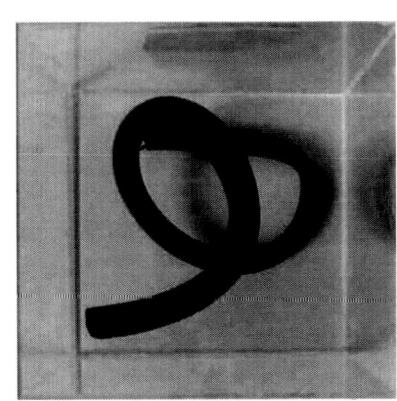

Ansicht von vorne

Ansicht von ?

Um welche Ansicht handelt es sich? Wie könnten die anderen Ansichten des selben Würfels aussehen? Du solltest diese Fragen für Dich selber beantworten und Dir den Würfel mit dem Verlauf des Schlauches vor dem „inneren Auge" vorstellen können, bevor Du weiter liest.

2.1.1 HERLEITUNG

In dem obigen Beispiel ist die Ansicht von rechts dargestellt. Es folgen noch die restlichen Ansichten des selben Würfels, anhand derer Du Dir die Unterschiede der verschiedenen Ansichten verdeutlichen kannst. Du solltest versuchen immer ausgehend von der Ansicht von vorne, Dir erst die anderen noch fehlenden Ansichten vorzustellen und zu beschreiben. Es ist hilfreich Dir hier gleich ein Schema anzugewöhnen, welches dann von Mal zu Mal flotter von der Hand geht. Dieses könnte wie folgt aussehen:

- ✓ Welche Struktur befindet sich ganz vorne (und ist deutlich, groß und niemals verdeckt dargestellt)?
- ✓ Welche Strukturen befinden sich im hinteren Teil des Würfels (oft von anderen Strukturen verdeckt)?
- ✓ Wo finde ich markante Strukturen, wie z.B. die Schlauchenden (zeigen diese nach links, rechts, etc.)?

Du solltest dies nun für jede Ansicht (rechts, hinten, links, oben und unten) der Reihe nach in Gedanken durchspielen, bevor Du weiter unten nachsiehst.

TIPP! Der Riesenwürfel! Um Dir den Würfel und den darin enthaltenen Schlauch sowie dessen Verlauf besser vorstellen zu können, kannst Du Dir den Würfel als eine Art Riesen-Würfel vorstellen, der z.B. auf einem Podest in einem Museum steht. Nun kannst Du in Gedanken um den Würfel herumgehen, ihn von allen Seiten betrachten und durch die jeweilige Scheibe schauen.
Eine andere Methode wäre es, den Würfel vor Dir schweben zu lassen und ihn je nach gewünschter Ansicht zu rotieren.

ACHTUNG! Verwechslungsgefahr! Wenn Du z.B. die Ansicht von **links** möchtest, musst Du den Würfel gedanklich nach **rechts** drehen. Viele Schüler berichten uns, dass sie im Ernstfall und unter Zeitdruck dann gelegentlich den falschen Buchstaben kreuzen, obwohl sie eigentlich richtig gedacht hatten, was doppelt ärgerlich ist!

Alle sechs Ansichten:

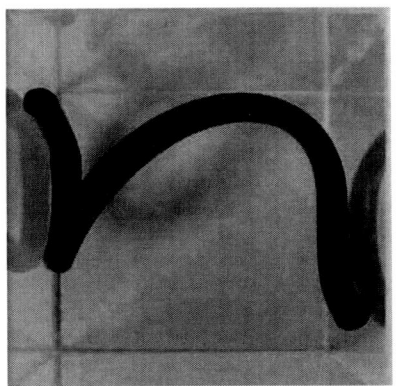

Ansicht von vorne

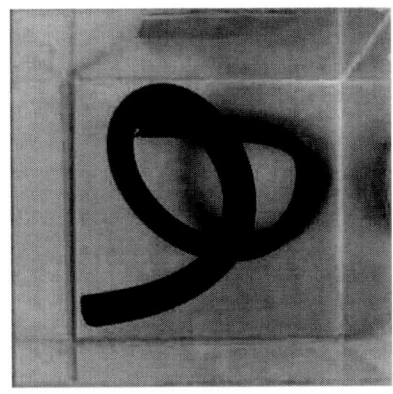

Ansicht von rechts

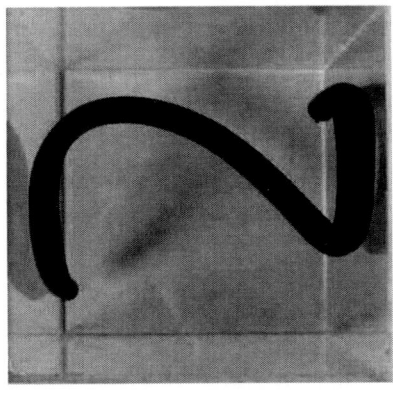

Ansicht von hinten

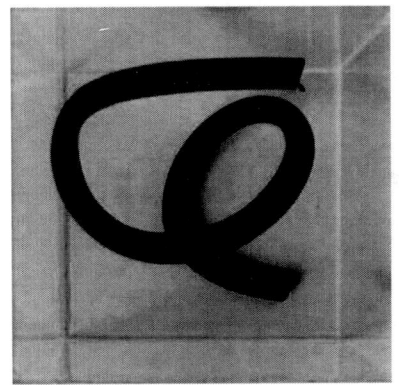

Ansicht von links

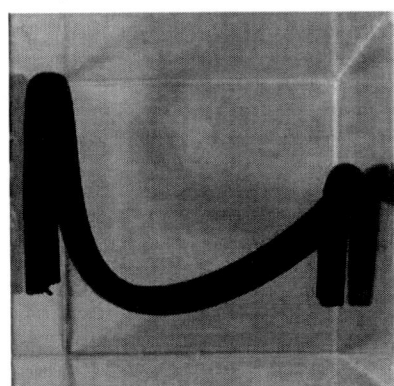

Ansicht von oben

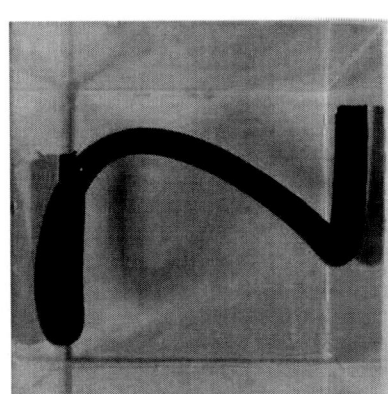

Ansicht von unten

2.1.2   EIGENHEITEN DER EINZELNEN ANSICHTEN

Genaue Beobachter haben schon bemerkt, dass sich manche Ansichten stärker ähneln als andere. Das wird uns später helfen, schneller zur gesuchten Antwort zu finden.

Spiegelbildlichkeit

Auffällig ist bei der Ansicht von **hinten**, dass sie dem genauen Spiegelbild der Ansicht von vorne entspricht.

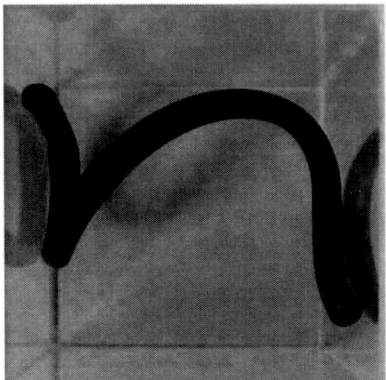

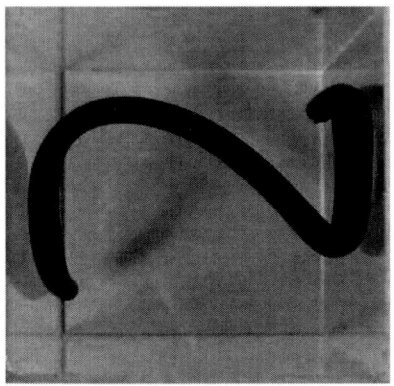

Schlauchenden zeigen nach vorne

Schlauchenden zeigen nach hinten

Linkes Schlauchende befindet sich im oberen Teil des Würfels

Linkes Schlauchende befindet sich im unteren Teil des Würfels

Rechtes Schlauchende befindet sich im unteren Teil des Würfels

Rechtes Schlauchende befindet sich im oberen Teil des Würfels

Dies ist mit ein wenig Übung sehr schnell und leicht zu erkennen, weshalb die Ansicht von hinten meist nur unter den ersten acht Aufgaben in den Originaltests, also den leichten Aufgaben, zu finden ist.

TIPP! Der E-Fehler! Es macht keinen Sinn, falls Du bei den Schlauchfiguren die letzten Aufgaben aus Zeitmangel nicht bearbeiten kannst, die Antwort (E) (Ansicht von hinten) aufs Geratewohl zu kreuzen. Denn die Antwort (E) kommt bei den schweren letzten acht Aufgaben praktisch nie vor (Vgl. die Lösungsschlüssel der korrigierten Originalversionen TMS I und II).

ACHTUNG! Ungeschriebenes Gesetz! Damit Du auf alle Eventualitäten vorbereitet bist, sind in diesem Übungsbuch möglichst schwierige Ansichten von hinten gewählt worden, diese können also auch bei den späteren Aufgaben vorkommen.

Die Ansichten von **rechts** und **links** sind zueinander spiegelbildlich sowie die Ansicht von **oben** und die Ansicht von **unten**.

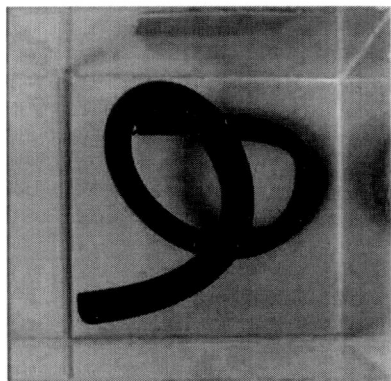

Schlauchenden zeigen nach links

Unteres Schlauchende befindet
sich im vorderen Teil des Würfels

Oberes Schlauchende befindet
sich im hinteren Teil des Würfels

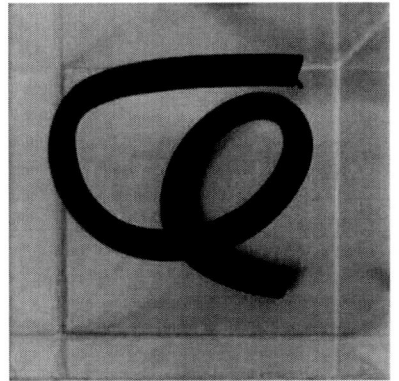

Schlauchenden zeigen nach rechts

Unteres Schlauchende befindet
sich im hinteren Teil des Würfels

Oberes Schlauchende befindet
sich im vorderen Teil des Würfels

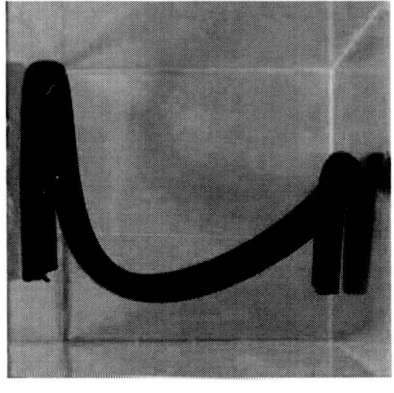

Schlauchenden zeigen nach unten

Langes Schlauchende befindet
sich im vorderen Teil des Würfels.

Kurzes Schlauchende befindet
sich im hinteren Teil des Würfels.

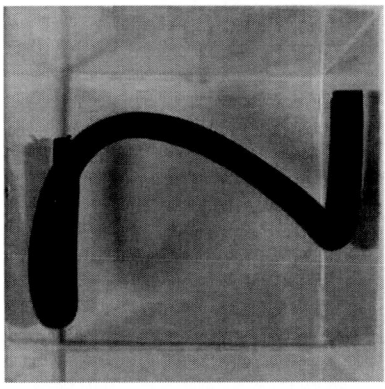

Schlauchenden zeigen nach oben

Langes Schlauchende befindet
sich im hinteren Teil des Würfels.

Kurzes Schlauchende befindet
sich im vorderen Teil des Würfels.

Kippbewegungen vs. Drehbewegungen

Wir unterscheiden Kipp- von Drehbewegungen des Würfels.

TIPP! 50-50 Chance! Du solltest die Unterscheidung Kipp-/Drehbewegung genügend üben, so kannst Du auf einen Blick die Antwortmöglichkeiten meist auf zwei begrenzen.

Bei den zwei **Kippbewegungen**, die Ansicht von **oben** und **unten** (nach vorne bzw. nach hinten gekippter Würfel), verändert sich die Höhe der Schlauchenden in der horizontalen Ebene, während die **Seiten** gleich bleiben (rechts bleibt rechts und links bleibt links).

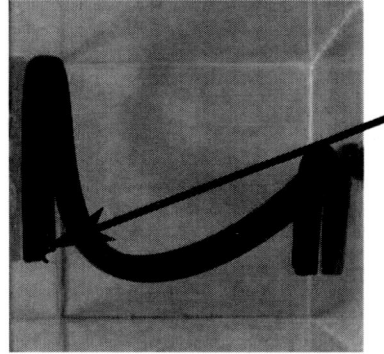 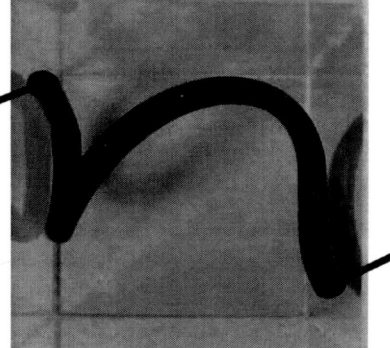 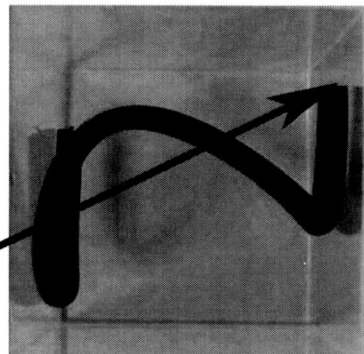

Ansicht von oben

Ansicht von vorne

Ansicht von unten

Linkes Schlauchende befindet sich immer noch im linken Teil des Würfels, nun aber im unteren Drittel.

Linkes Schlauchende befindet sich im oberen Teil des Würfels.

Rechtes Schlauchende befindet sich im unteren Teil des Würfels.

Rechtes Schlauchende befindet sich immer noch im rechten Teil des Würfels, nun aber im oberen Drittel.

Bei den **Drehbewegungen** sind zunächst drei Ansichten denkbar: die Ansichten von **rechts**, **links** und von **hinten** (um jeweils 90° bzw. 180° gedrehter Würfel). Die Ansicht (E) von hinten kann in den meisten Fällen aber bereits am Anfang ausgeschlossen werden, siehe hierfür das Kapitel *Spiegelbildlichkeit*. Alle Drehbewegungen haben die Gemeinsamkeit, dass die **Höhe** der Schlauchenden annähernd gleich bleibt (minimale Abweichungen sind abhängig von der Nähe zur Linse), also oben bleibt oben und unten bleibt unten.

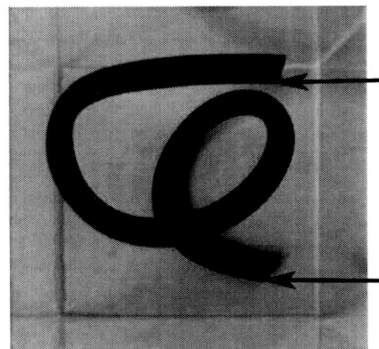 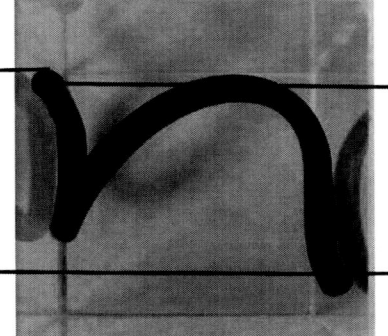 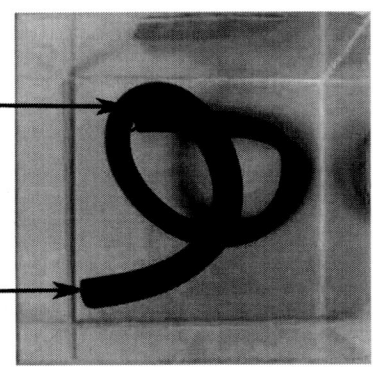

Ansicht von links

Ansicht von vorne

Ansicht von rechts

Oberes Schlauchende befindet sich immer noch im oberen Teil des Würfels, nun aber an der Vorderseite.

Unteres Schlauchende befindet sich immer noch im unteren Teil des Würfels, nun aber an der Rückseite.

Oberes Schlauchende befindet sich im linken Teil des Würfels.

Unteres Schlauchende befindet sich im rechten Teil des Würfels.

Oberes Schlauchende befindet sich immer noch im oberen Teil des Würfels, nun aber an der Rückseite.

Unteres Schlauchende befindet sich immer noch im unteren Teil des Würfels, nun aber an der Vorderseite.

2.2 LÖSUNGSANSÄTZE ZU DEN ÜBUNGEN 1–10

Um möglichst schnell und sicher die Aufgaben lösen zu können, solltest Du Dir ein bestimmtes Schema F angewöhnen. Wie solch ein Schema aussehen könnte, wird im nächsten Abschnitt besprochen. Dieses Vorgehen ist zu Beginn etwas anstrengend und langsamer, die Abläufe werden aber bei jeder Übung und von Mal zu Mal flinker und zuverlässiger. Mit einer solchen Anleitung ist es möglich, leicht über 90% der Aufgaben zu lösen. Bei den restlichen 10%, gerade bei den schwierigen Aufgaben, musst Du manchmal ein wenig knobeln. Da sich die Tricks, Fallen und Schwierigkeiten, welche die Aufgaben so schwierig machen, zum Glück jedes Jahr in den Tests wiederholen, wird am Ende jeder Übung eine Aufgabe exemplarisch erklärt.

Du solltest Dir die Schwierigkeit merken und bei zukünftigen Aufgaben darauf achten. So erfährst Du im Aufnahmetest keine bösen Überraschungen.

Diese Lösungsansätze sind aber bei weitem nicht der einzige Weg um auf die Lösung zu kommen. Jeder findet hier eigene Ansätze: Wichtig ist nur, dass man schnell und sicher zum richtigen Ergebnis findet!

2.3 BEARBEITUNGSSTRATEGIE

Zuerst musst Du Dich mit den oben genannten Unterschieden der verschiedenen Ansichten gut vertraut machen. Beherrschst Du diese, musst Du bei jeder Aufgabe nur noch folgende Fragen beantworten um schnell und effizient zur Lösung zu kommen:

Spiegelbild

1. Sind die beiden Bilder **spiegelbildlich**?
   - Wenn ja, Antwort (E), von hinten, kreuzen
   - Wenn nein, weiter zu 2.

Kipp-/Drehbewegung

2. Ist es eine **Kipp-** oder **Drehbewegung**?
   - Wenn Kippbewegung, oben oder unten! Weiter zu 3.
   - Wenn Drehbewegung, links oder rechts! Weiter zu 5.

Überprüfung!

3.1 Tendenz zu oben, überprüfen!
   - Wenn ja, Antwort (D) kreuzen
   - Wenn nein, Antwort (C) sehr wahrscheinlich!
      - Antwort (C) von unten. Überprüfen!
         - Wenn ja, Antwort (C) kreuzen
         - Wenn nein, zurück zu 2.

3.2 Tendenz zu unten, überprüfen!
   - Wenn ja, Antwort (C) kreuzen
   - Wenn nein, Antwort (D) sehr wahrscheinlich!
      - Antwort (D) von oben. Überprüfen!
         - Wenn ja, Antwort (D) kreuzen
         - Wenn nein, zurück zu 2.

4.1 Tendenz zu rechts, überprüfen!
   - Wenn ja, Antwort (A) kreuzen
   - Wenn nein, Antwort (B) sehr wahrscheinlich!
      - Antwort (B) von links. Überprüfen!
         - Wenn ja, Antwort (B) kreuzen
         - Wenn nein, zurück zu 2.

4.2 Tendenz zu links, überprüfen!
   - Wenn ja, Antwort (B) kreuzen
   - Wenn nein, Antwort (A) sehr wahrscheinlich!
      - Antwort (A) von rechts. Überprüfen!
         - Wenn ja, Antwort (A) kreuzen
         - Wenn nein, zurück zu 2.

Konntest Du die oberen zwei Fragen 1.) und 2.) beantworten, folgt die Überprüfung 3.) oder 4.). Die Überprüfung oben oder unten bzw. links oder rechts bereitet den meisten Leuten die größten Probleme. Hier solltest Du Dich aber an die oben erwähnte Herleitung erinnern: Du kannst Dir jede beliebige Ansicht anhand nur eines Fotos (der Ansicht von vorne) vorstellen. Die zuverlässigste Methode ist es, Dich nur auf das linke Foto (die Ansicht von vorne) zu konzentrieren und Dir zuerst gedanklich die gefragte Ansicht vorzustellen, bevor Du dann das zu erwartende Bild anhand des rechten Fotos überprüfst. Dabei könntest Du Dir Fragen stellen wie: Welche Struktur ist auf dem linken Foto ganz vorne (groß, deutlich und nicht verdeckt) dargestellt? – Wo müsste sich diese Struktur auf dem rechten Foto befinden? Welche Struktur ist im hinteren Teil des Würfels (unscharf und verdeckt von anderen Strukturen)? – Wo müsste ich diese Struktur finden? Welche Struktur befindet sich im linken Teil ..., usw.

VORSICHT! Fiese Falle! Du solltest Dir zuerst anhand des linken Fotos klar machen, wie die Ansicht aussehen müsste, bevor Du auf dem rechten Foto nachschaust. Konzentrierst Du Dich zu sehr auf das rechte Foto, tappst Du leichter in die Fallen der Testhersteller. Eine genaue Analyse solcher fiesen Fallen findest Du im Anschluss an jeden Übungstest später in diesem Buch.

Du solltest Dir also bei jeder Aufgabe die zwei oben genannten Fragen 1.) und 2.) stellen und dann sollte die Überprüfung folgen. Gehst Du dabei Schritt für Schritt vor, kannst Du jede Falle im Test umgehen. Noch wichtiger ist es, dass Du Dir für Dich selber ein ähnliches geeignetes Schema angewöhnst und immer nach Deinem eigenen Schema vorgehst. Nur so kannst Du von Mal zu Mal schneller und effektiver durch diesen Untertest kommen. Keine Sorge, wenn es am Anfang noch nicht so recht klappt. Man benötigt bei diesem Untertest viel Übung und eine gewisse Ausdauer, dann aber stellen sich die Erfolge ganz von alleine ein.

Erklärende Beispielaufgaben:

Weitere erklärende Beispielaufgaben findest Du in dem Buch **Der Leitfaden zum TMS & EMS**.

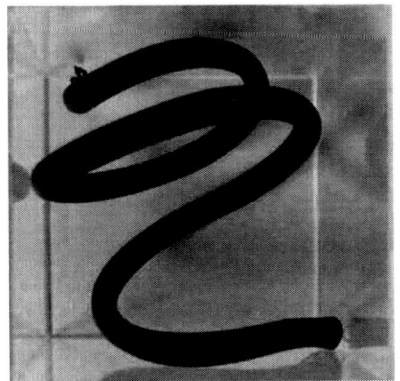

(A)   r
(B)   l
(C)   u
(D)   o
(E)   h

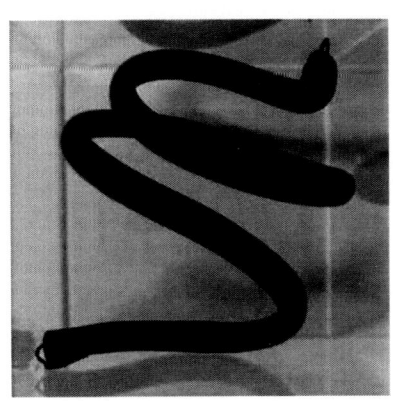

Sind die beiden Bilder spiegelbildlich?
- JA: Antwort (E)

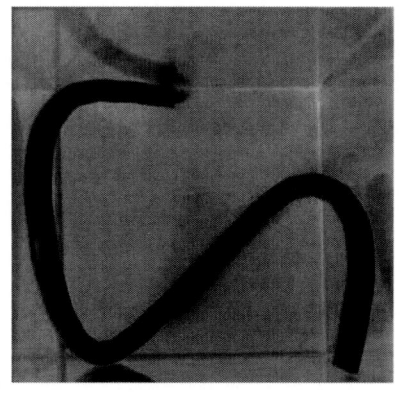

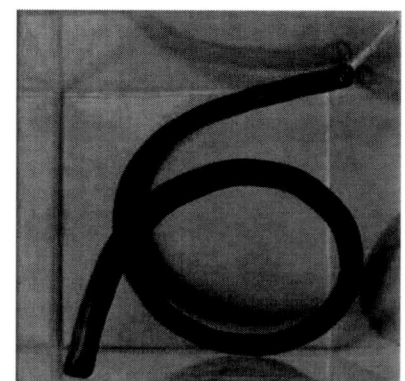

(A) r
(B) l
(C) u
(D) o
(E) h

Sind die beiden Bilder spiegelbildlich?

- Nein

Ist es eine Kipp- oder Drehbewegung?

- Drehbewegung! (oberes Ende bleibt oben und unteres Ende bleibt unten, aber sie wechseln vom linken Rand des Würfels nach rechts und umgekehrt)

Überprüfung ob links oder rechts!

- Rechts! Antwort (A) (das rechte untere Ende auf dem ersten Foto befindet sich auf dem zweiten nun vorne)

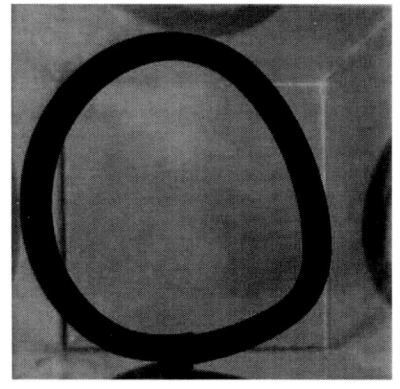

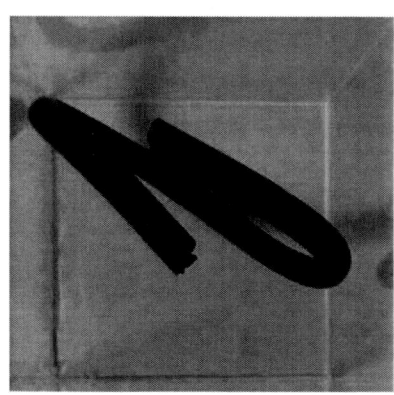

(A) r
(B) l
(C) u
(D) o
(E) h

Sind die beiden Bilder spiegelbildlich?

- Nein!

Ist es eine Kipp- oder Drehbewegung?

- Kippbewegung! (auf dem ersten Foto befinden sich die Schlauchenden in der Mitte und unten, im zweiten im mittleren Teil des Würfels)

Überprüfung ob Ansicht von oben oder unten!

- Unten! Antwort (C) (die Schlauchenden befinden sich nun ganz vorne)

2.4 BEARBEITUNGSTIPPS

TIPP! Ärgerliche Leichtsinnsfehler! Oft verliert man bei diesem Untertest Punkte durch Leichtsinnsfehler. Du solltest auf die Verbesserung solcher „dummen" Fehler in der Trainingsphase besonders achten und Dich an Dein Schema halten.

TIPP! Abdecken! Bei dem Schritt „Überprüfen" ist es zu Beginn hilfreich, das zweite Foto mit der rechten Hand abzudecken, um einer Verwechslung bzw. einem von-Rechts-nach-Links-Denken vorzubeugen.

TIPP! Mut zur Lücke! Oft hängt man gleich zu Beginn der Aufgabe an der grundlegenden Entscheidung, ob Kipp- oder Drehbewegung, fest. Bei so einem „optischen Hänger" solltest Du keine Zeit verlieren. Du markierst die Aufgabe am Rand und gehst zur nächsten. Wenn am Ende noch Zeit ist, kannst Du zurück springen und sie erneut versuchen, oft erkennt man bei dem zweiten Versuch viel schneller die Lösung. Jede gelöste Aufgabe ist einen Punkt wert!

TIPP! Keine Eile! 36 Sekunden pro Aufgabe ist mit ein wenig Übung mehr als genug für die leichten Aufgaben, da diese Aufgaben oft schon auf einen Blick gelöst werden können. Die so gesparte Zeit sollte dann bei den schwierigen Aufgaben genutzt werden, um hier wirklich Schritt für Schritt (Schema) zur richtigen Lösung zu kommen. Wichtig für alle Aufgaben ist es, ruhig und konzentriert vorzugehen.

ACHTUNG! Fiese Falle! Die Testhersteller versuchen durch geschicktes Legen der Schlauch-enden den Teilnehmer von Anfang an zu verwirren, bzw. Kipp- wie Drehbewegungen aussehen zu lassen und umgekehrt. Du solltest vor allem bei den schweren Aufgaben darauf achten. Einige Beispiele findest Du im Anschluss an jeden Übungstest.

TIPP! Hinter den Kulissen! Auch die Testhersteller wissen, dass sich jeder an den Schlauch-enden orientiert und setzten gezielt die Schwierigkeit darauf. Geschickt ist es, Dich auch an anderen Strukturen zu orientieren: Knoten, Überschneidung zweier Schläuche, ausladende Kurven der Schläuche, etc. Du solltest also nicht nur auf das Offensichtliche achten und immer mindestens zwei verschiedene Strukturen überprüfen.

Merkbox

✓ Trainiere den Unterschied zwischen Kipp- und Drehbewegungen
✓ Vergleiche mindestens zwei markante Strukturen auf den beiden Abbildungen, v.a. bei den schweren Aufgaben.
✓ Nicht zu viel Zeit bei einer Aufgabe verbrauchen. Mut zum Schieben.
✓ Punktebringer! Auf diese Untertests besonders gut vorbereiten.

2.5 TRAININGSPENSUM UND -ANLEITUNG

Bei diesem Untertest ist es am Anfang wichtig viele Aufgaben Schritt für Schritt zu lösen und die Ansichten zu „verstehen". Dies kann je nach Vorkenntnissen ein bis zwei Wochen dauern. Du solltest versuchen Dir möglichst viel Übungsmaterial zu besorgen, welches Du auch gerne mehrmals durcharbeiten kannst.

TIPP! Alles auf dem Kopf! Du kannst Dein Übungsmaterial auch auf den Kopf drehen und bearbeiten, so erhälst Du „neue" Aufgaben. Die Lösungen bleiben aber dieselben.

Zum Einstudieren seines eigenen Lösungsschemas benötigt jeder einen ganz individuellen Zeitraum (alles zwischen einer und bis zu drei Wochen). Hast Du einmal den Bogen raus und Dein Lösungsschema verinnerlicht, musst Du nur noch die Zeithürde meistern. Dazu solltest Du zwei bis drei Mal pro Woche unter Echtzeitbedingungen trainieren. Mit möglichst wirklichkeitsnahem Zeitdruck zu kreuzen ist wichtig, so kannst Du ein „Gespür" für den zeitlichen Rahmen entwickeln. Aufgaben, die Du falsch oder nicht bearbeitet hast, solltest Du Dir nach Ablaufen der Uhr und direkt im Anschluss nochmals genau anschauen und auf vermeidbare Fehler achten. Im Anschluss an die Übungsaufgaben wird immer eine schwere Beispielaufgabe exemplarisch besprochen.

Um möglichst schnelle Erfolge zu verbuchen, solltest Du möglichst kontinuierlich trainieren. Das bedeutet, dass es sinnlos ist, an einem Tag mehr als einen Test zu kreuzen. Im Umkehrschluss ist es auch nicht zielführend, weniger als zwei Tests pro Woche durchzuarbeiten. Ein gutes Maß wären drei Übungen pro Woche, also z.B. immer Montags, Mittwochs und Freitags.

TIPP! Von einem Streiche fällt noch keine Eiche! Wie ein Profisportler kannst Du wochenweise einen Trainingsplan für den Aufnahmetest erstellen, bei dem Du drei Mal pro Woche Zeit für Schlauchfiguren einplanst. Mehr Infos findest Du hier: **Der Leitfaden zum TMS & EMS.**

Nach ein paar Wochen Training wirst Du merken, das die Übungen immer leichter von der Hand gehen. Wer bei diesem Untertest zuhause immer die volle Punktzahl erreicht, kann sich freuen. Er wird auch beim TMS bzw. EMS alle Punkte abräumen.

AUFGABEN

1.

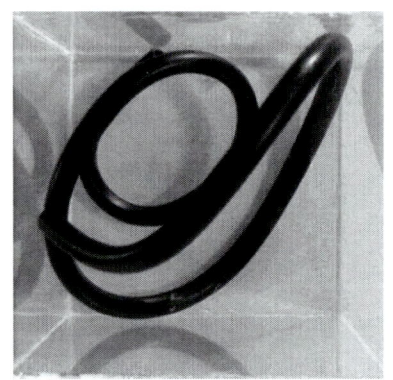 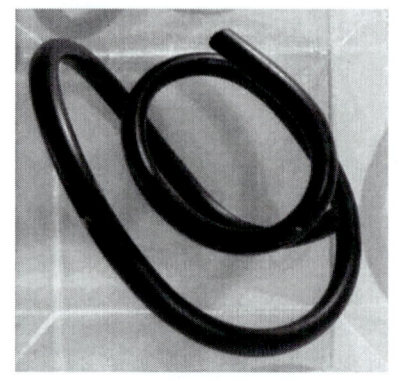

(A) r
(B) l
(C) u
(D) o
(E) h

2.

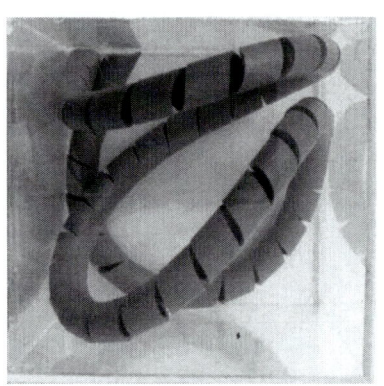 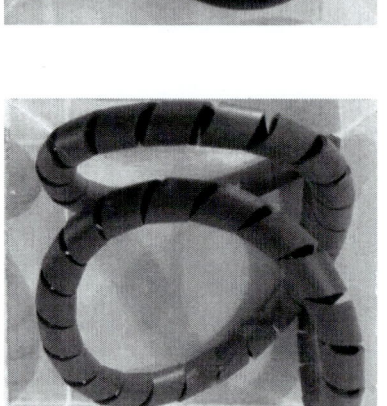

(A) r
(B) l
(C) u
(D) o
(E) h

3.

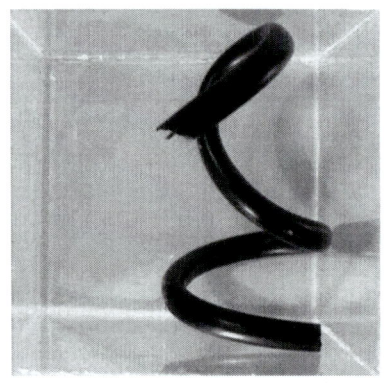 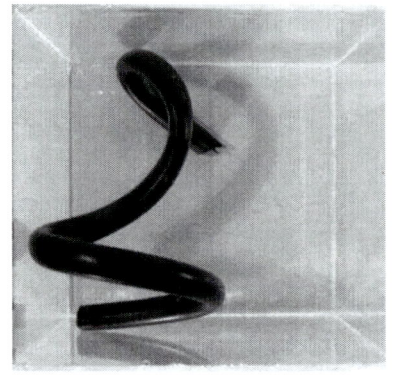

(A) r
(B) l
(C) u
(D) o
(E) h

4.

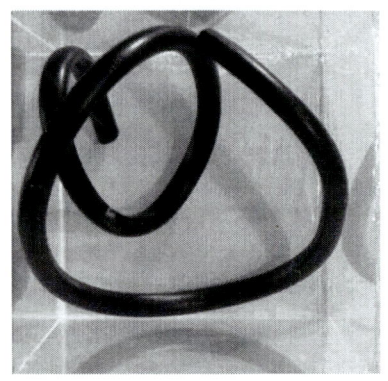 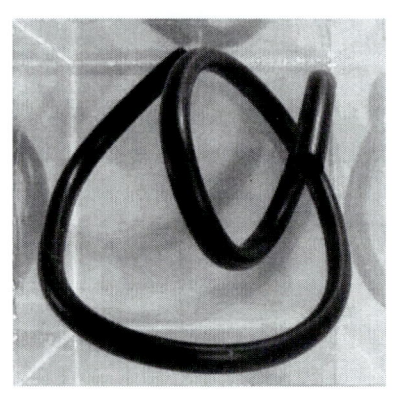

(A) r
(B) l
(C) u
(D) o
(E) h

5.

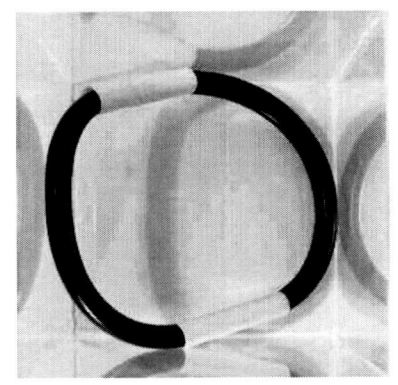
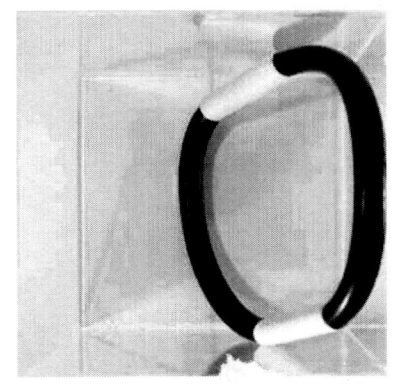

(A) r *(circled)*
(B) l
(C) u
(D) o
(E) h

6.

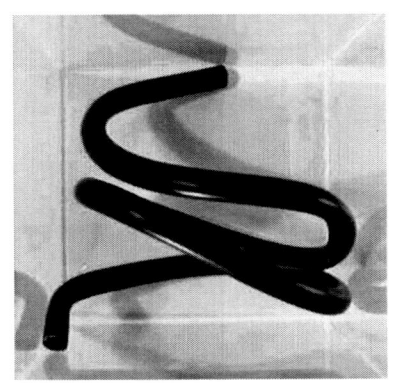
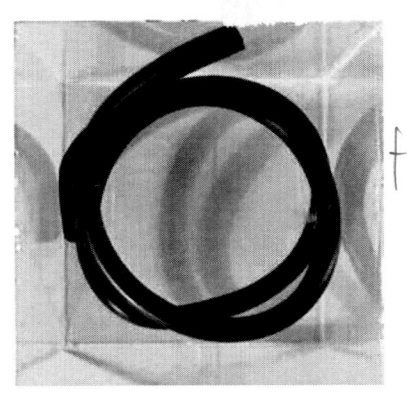

(A) r
(B) l
(C) u *(circled)*
→ (D) o
(E) h

7.

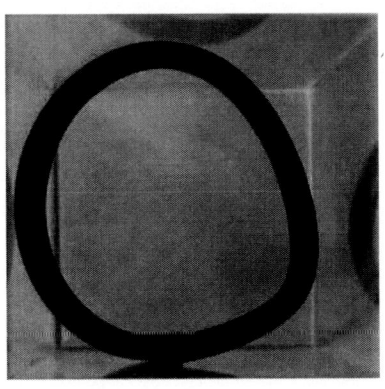
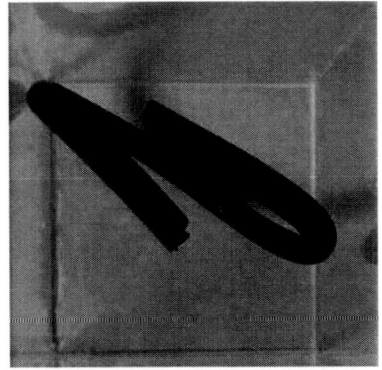

(A) r
(B) l
(C) u *(circled)*
(D) o *(circled)*
(E) h

8.

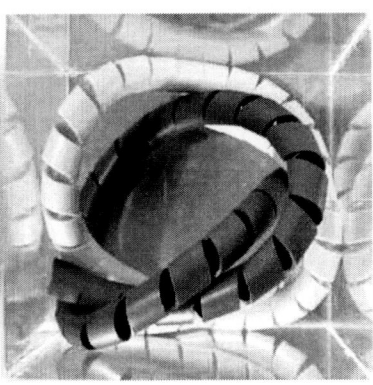
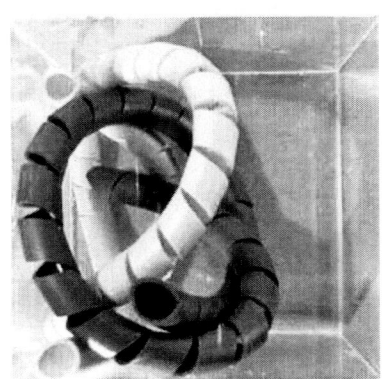

(A) r
(B) l *(circled)*
(C) u
(D) o
(E) h

19

9.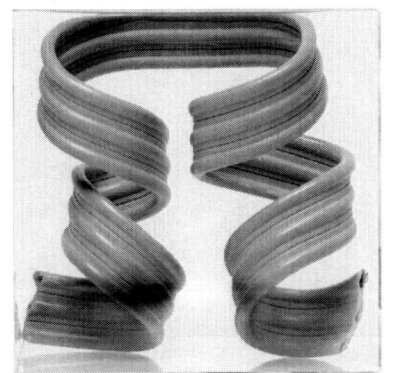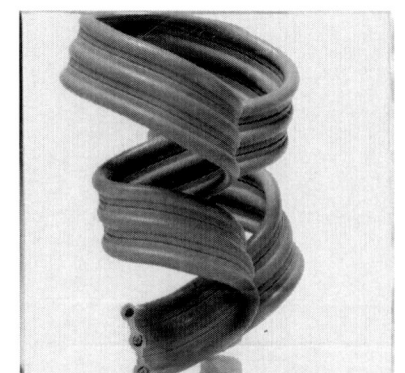

(A) r
(B) l
(C) u
(D) o
(E) h

10.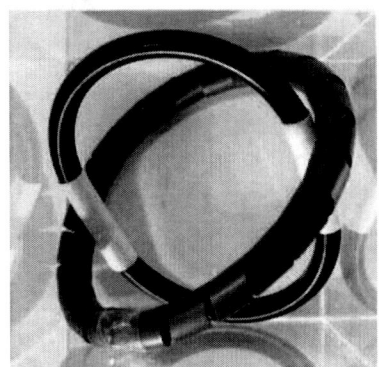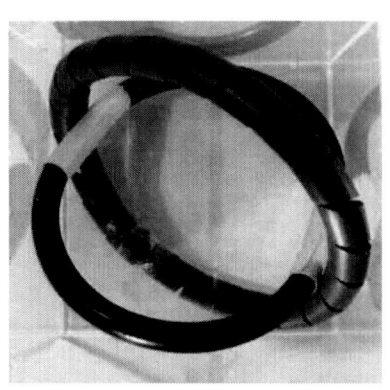

(A) r
(B) l
(C) u
(D) o
(E) h

ƒ

11.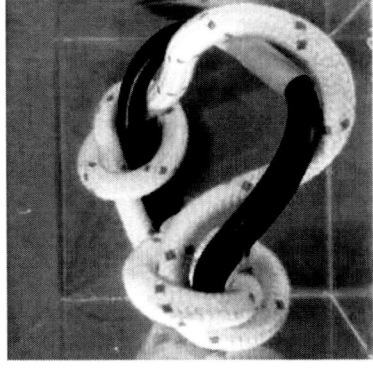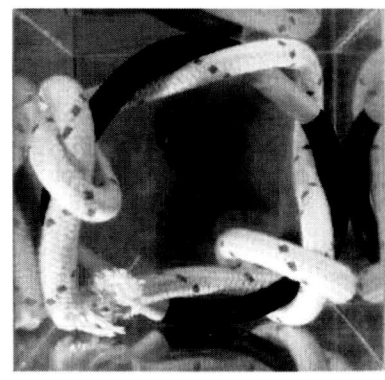

(A) r
(B) l
(C) u
(D) o
(E) h

12.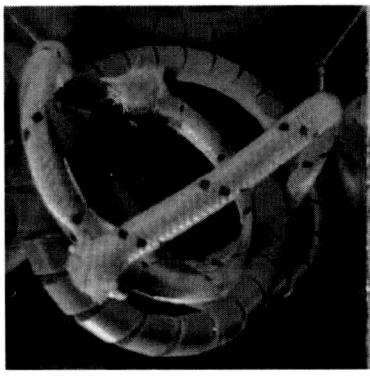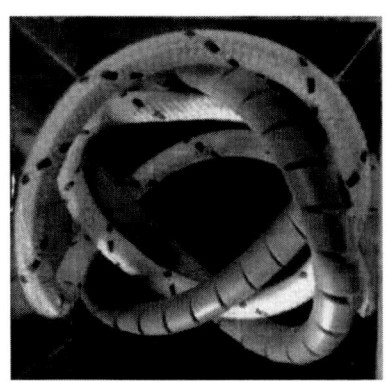

(A) r
(B) l
(C) u
(D) o
(E) h

13.

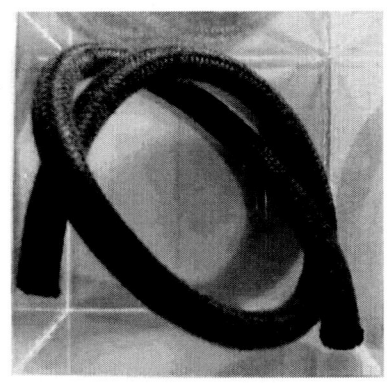

(A) r
(B) l
(C) u
(D) o
(E) h

14.

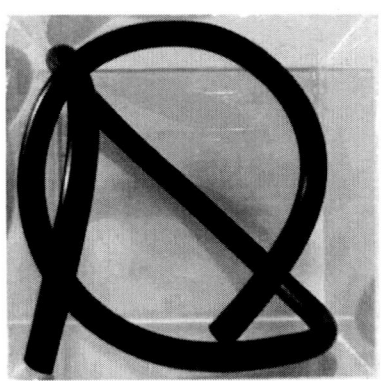

(A) r
(B) l
(C) u
(D) o
(E) h

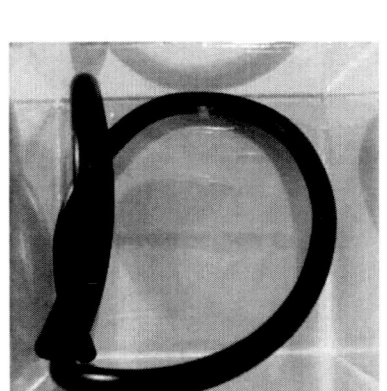

15.

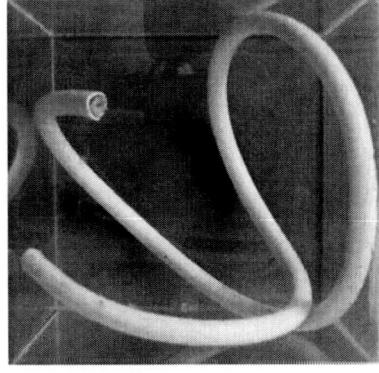

(A) r
(B) l
(C) u
(D) o
(E) h

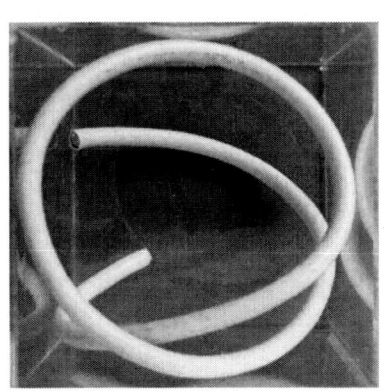

16.

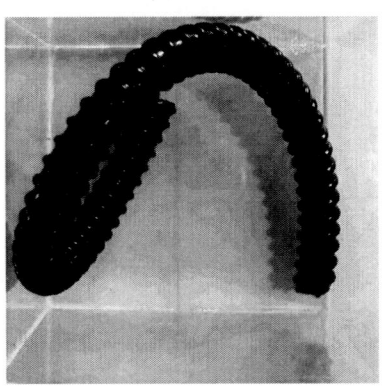

(A) r
(B) l
(C) u
(D) o
(E) h

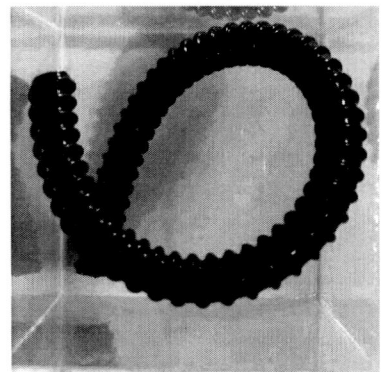

21

17.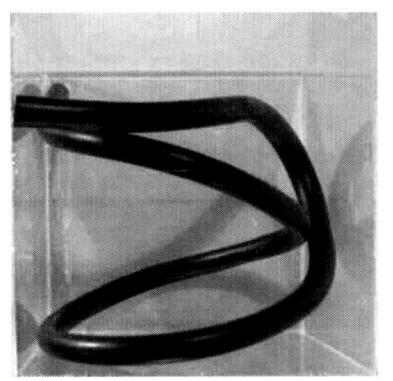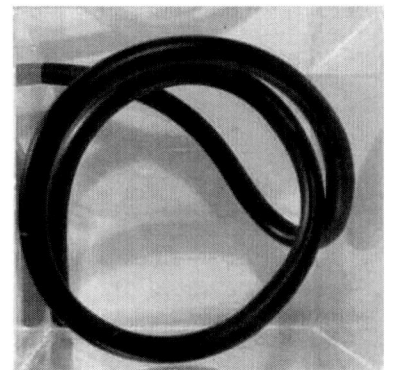

(A) r
(B) l
(C) u
(D) o
(E) h

18.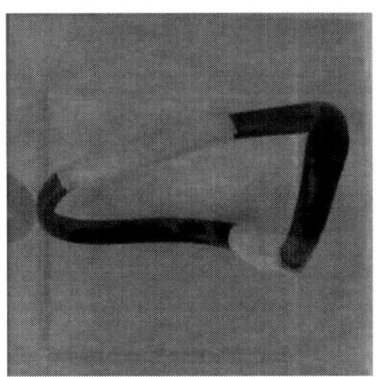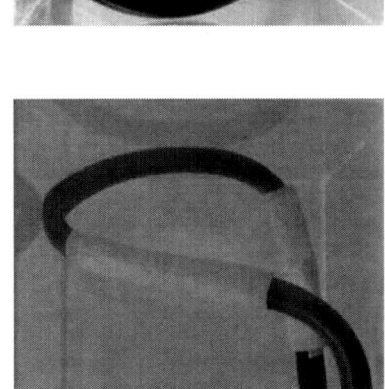

(A) r
(B) l
(C) u
(D) o
(E) h

19.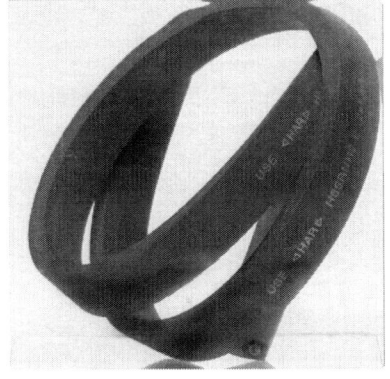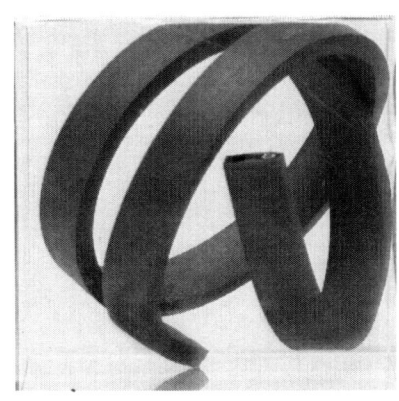

(A) r
(B) l
(C) u
(D) o
(E) h

20.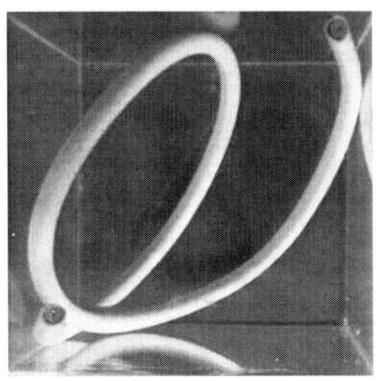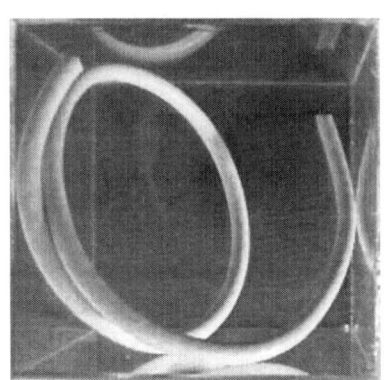

(A) r
(B) l
(C) u
(D) o
(E) h

18/20
11 minuten

LÖSUNGSANSATZ ZU ÜBUNG 1

12.

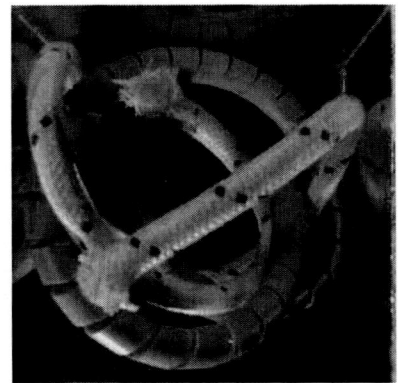

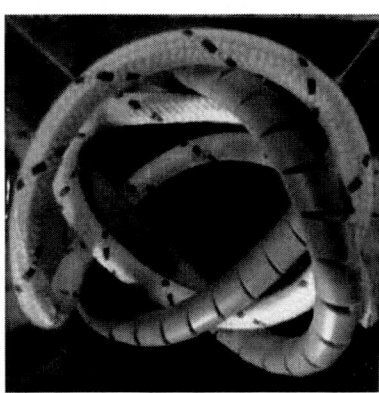

(A) r
(B) l
(C) u
(D) o
(E) h

Schwierigkeit! Die Schlauchenden sind nur auf dem linken Foto sofort erkennbar, das erschwert eine rasche Orientierung.

Eine typische Schwierigkeit, welche von den Testherstellern immer wieder gerne verwendet wird, ist es, die Schlauchenden so geschickt zu legen, dass diese nicht auf beiden Fotos erkennbar sind.

Tipp! Nicht auf die Schlauchenden versteifen! Orientiere Dich an anderen Strukturen.

12.

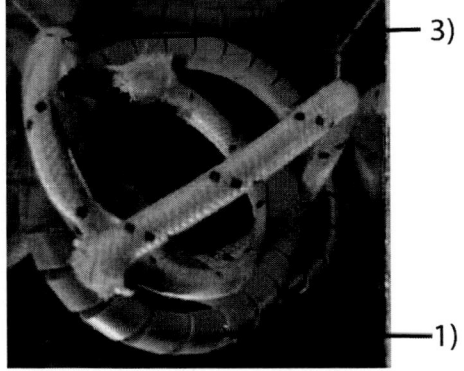

— 3)

—1)

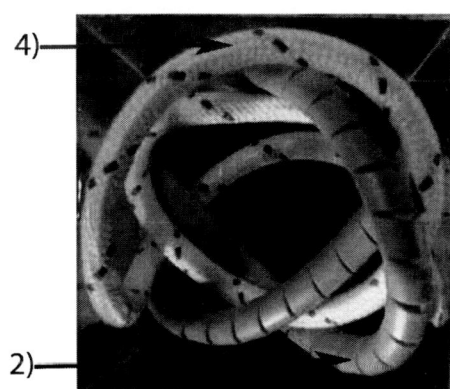

4)—

2)—

(A) r
(B) l
(C) u
(D) o
(E) h

Lösungsansatz:

Gespiegelt? Nein! Unterscheidung, ob Dreh- oder Kippbewegung .

1. Der graue Schlauch stellt die tiefste Stelle im linken Foto dar
2. Der graue Schlauch stellt auch im rechten Foto die tiefste Stelle dar
    → Eine Drehbewegung ist wahrscheinlich (Höhe bleibt gleich).
    Ist die Ansicht von links oder von rechts?
3. Die höchste Stelle vom weißen Schlauch läuft entlang der linken Wand
4. Die höchste Stelle vom weißen Schlauch läuft entlang der vorderen Wand
    → also Ansicht von links!

1.

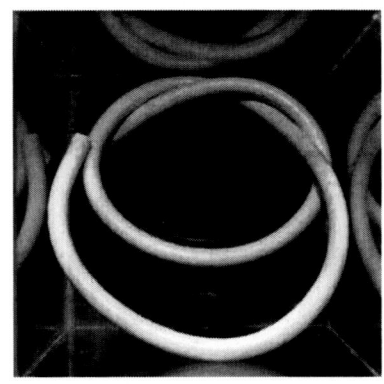 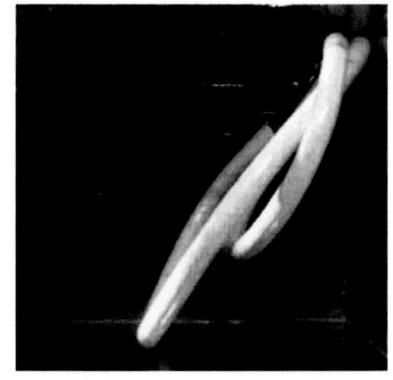

(A) r
(B) l
(C) u
(D) o
(E) h

2.

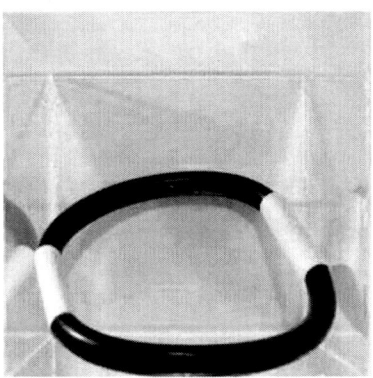 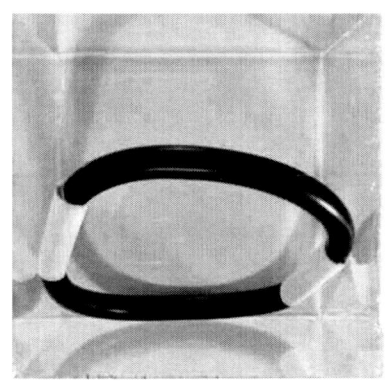

(A) r
(B) l
(C) u
(D) o
(E) h

3.

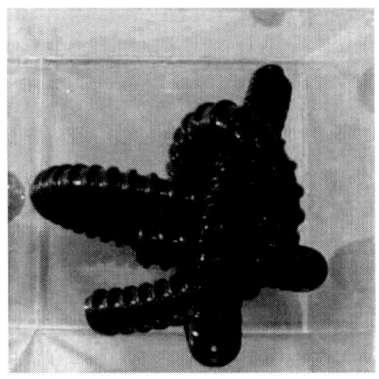 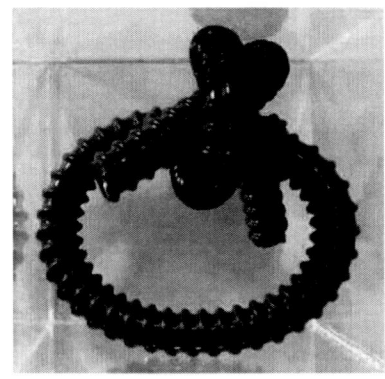

(A) r
(B) l
(C) u
(D) o
(E) h

4.

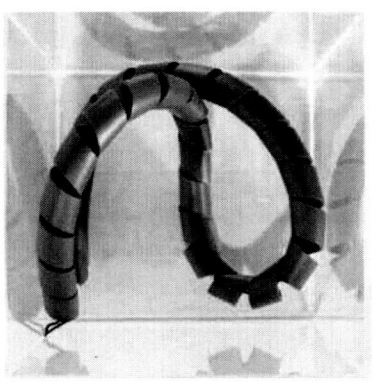 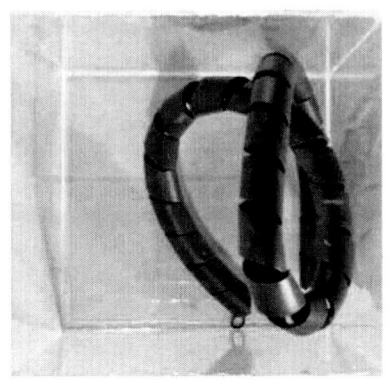

(A) r
(B) l
(C) u
(D) o
(E) h

5.

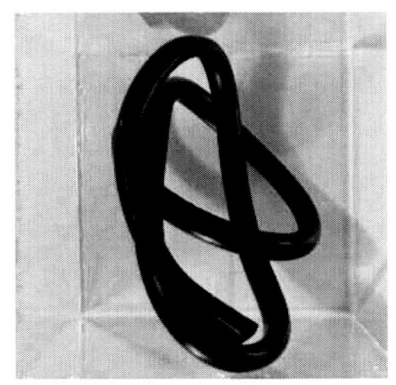

→ (A) r
　(B) l
　(C) u
　(D) o
　(E) h

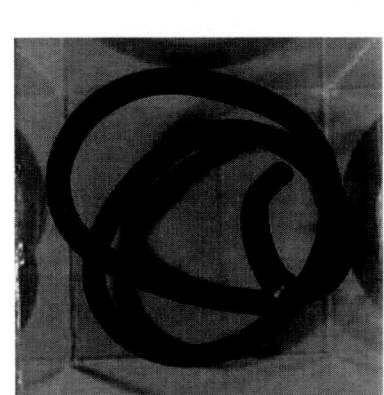 f

6.

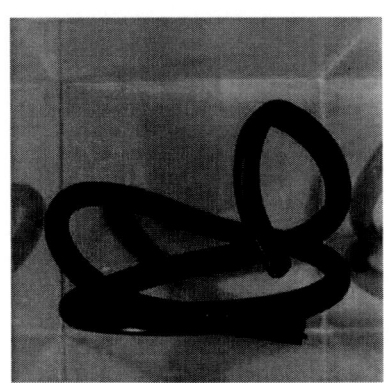

(A) r
(B) l
(C) u
(D) o
(E) h

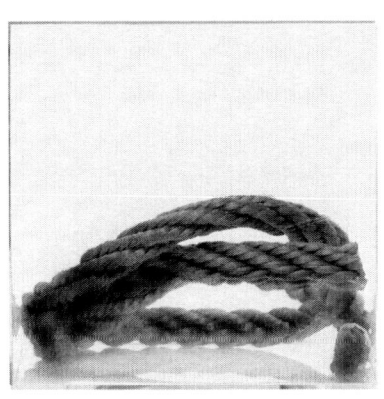

7.

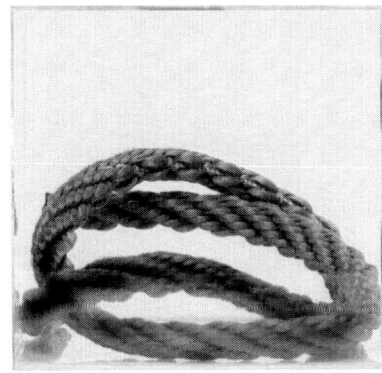

(A) r
(B) l
(C) u
(D) o
(E) h

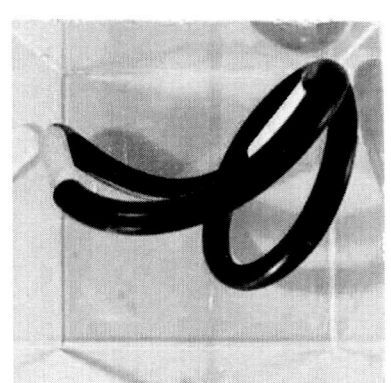

8.

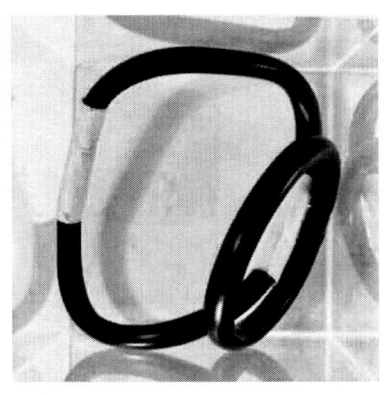

　(A) r
　(B) l
→ (C) u
　(D) o
　(E) h

f

25

9.

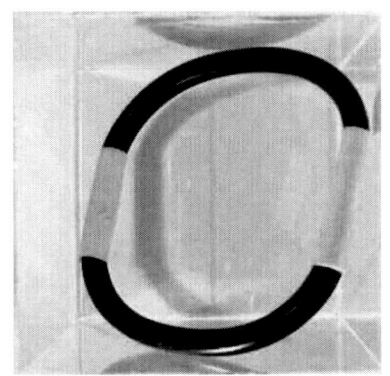 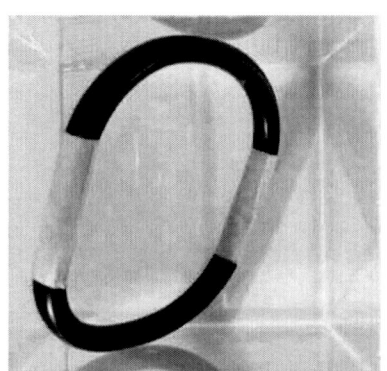

(A) r
(B) l
(C) u
(D) o
(E) h

10.

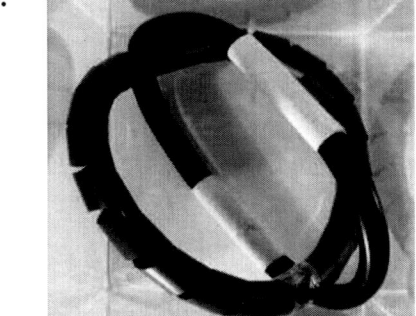 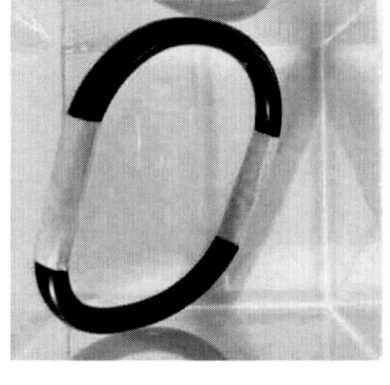

→ (A) r
(B) l
(C) u
(D) o
(E) h

11.

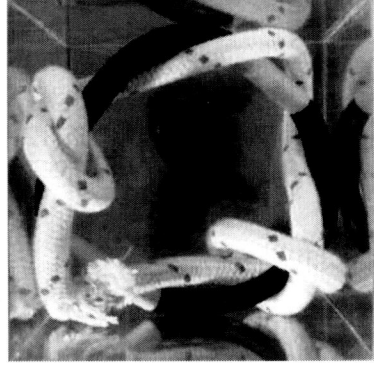 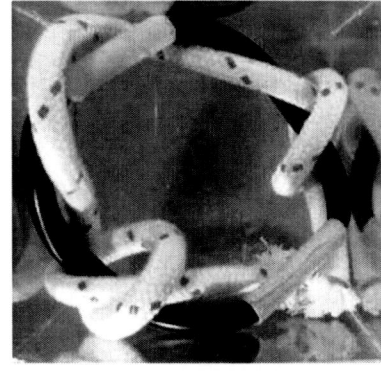

(A) r
(B) l
(C) u
(D) o
(E) h

12.

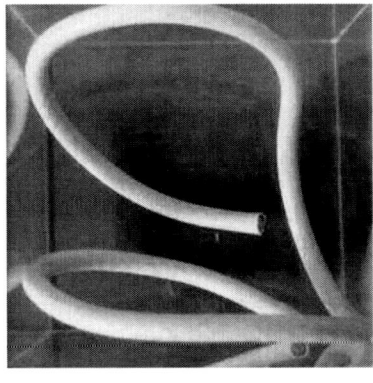 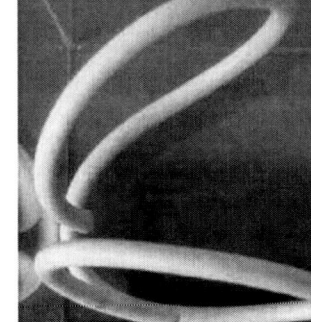

(A) r
(B) l
(C) u
(D) o
(E) h

13.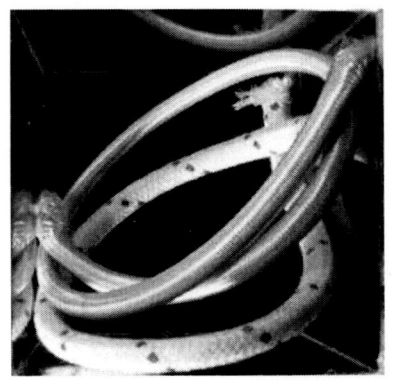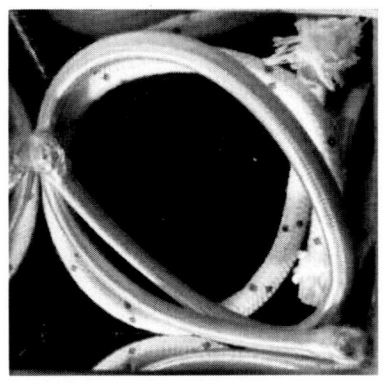

(A) r
(B) l
(C) u
(D) o
(E) h

14.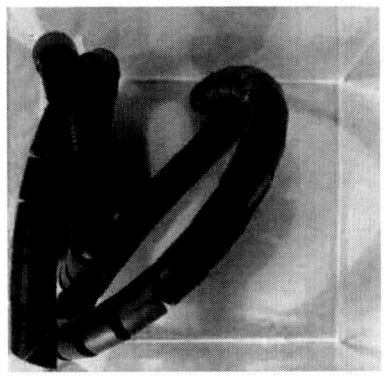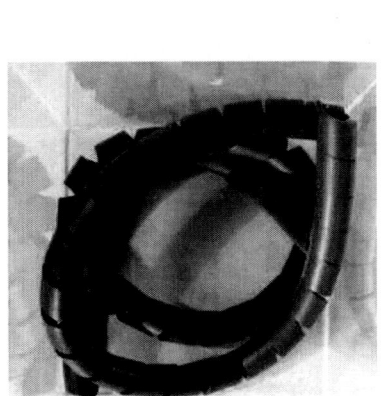

(A) r
(B) l
(C) u
(D) o
(E) h

15.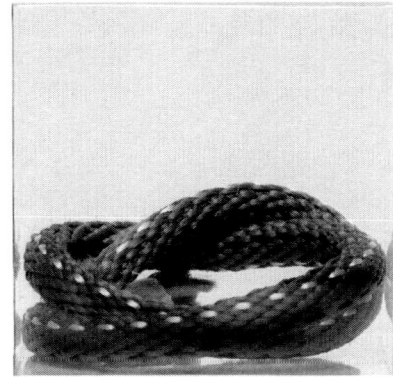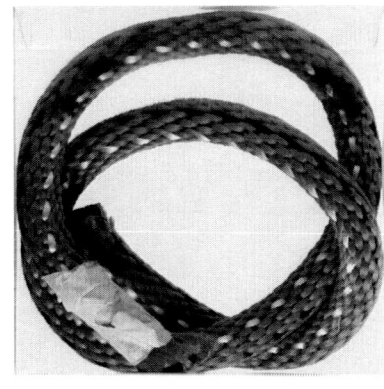

(A) r
(B) l
(C) u
(D) o
(E) h

16.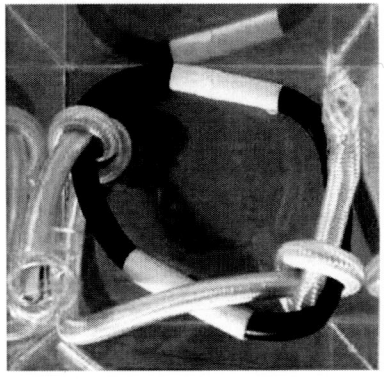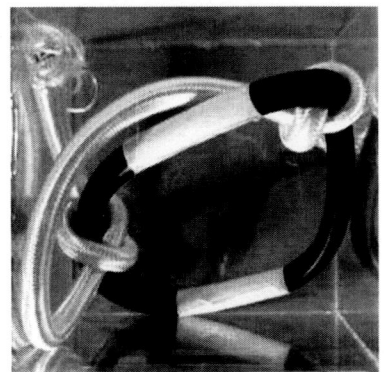

(A) r
(B) l
(C) u
(D) o
(E) h

13/16
Zeit ✓

17.

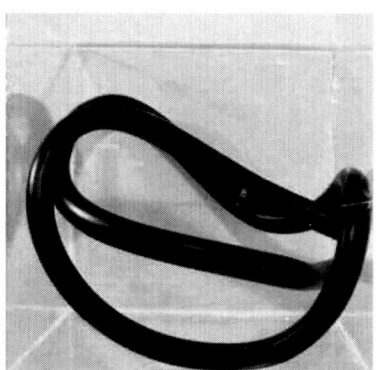

(A) r
(B) l
(C) u
(D) o ⟲
(E) h

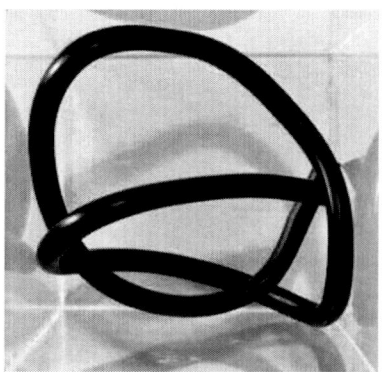

18.

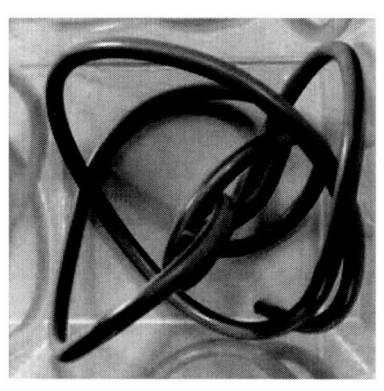

(A) r
(B) l
(C) u
(D) o ⟲
(E) h

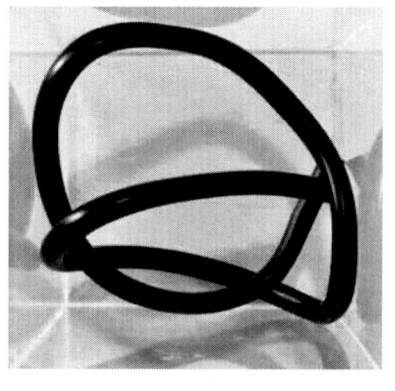

19.

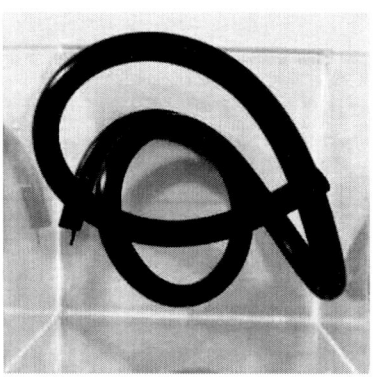

(A) r
(B) l ⟲
(C) u
(D) o
(E) h

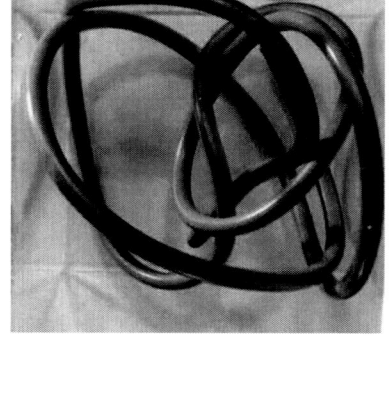

20.

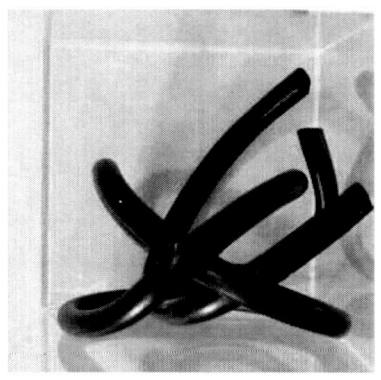

(A) r
(B) l ⟲
(C) u
(D) o
(E) h

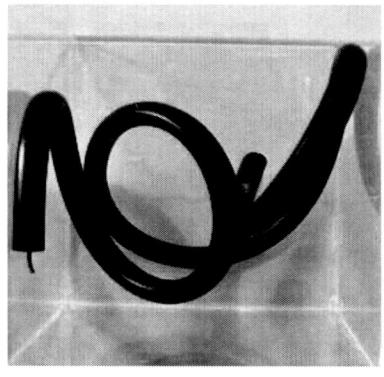

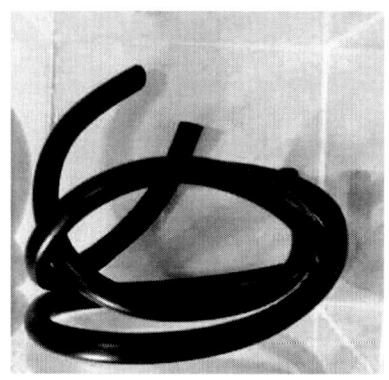

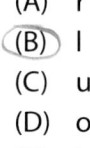 4/4 zwar
schwer
aber gut machbar

LÖSUNGSANSATZ ZU ÜBUNG 2

18.

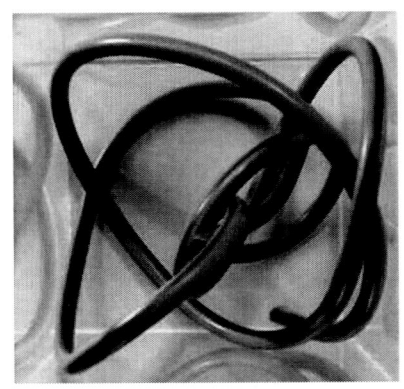   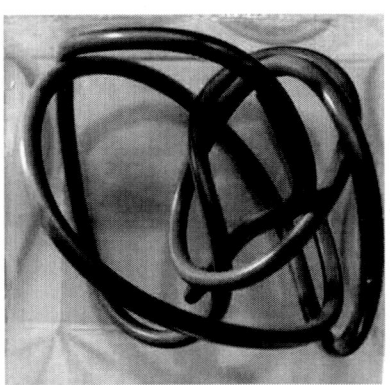

(A)   r
(B)   l
(C)   u
(D)   o
(E)   h

Schwierigkeit! Viele Kurven und Biegungen, das erschwert eine rasche Orientierung.

Eine typische Schwierigkeit, welche von den Testherstellern immer wieder gerne verwendet wird, ist es, ein regelrechtes Schlauchknäuel in den Würfel zu legen.

Tipp! Suche auf dem linken Foto von oben nach unten nach Strukturen, die man eindeutig zuordnen kann.

18.

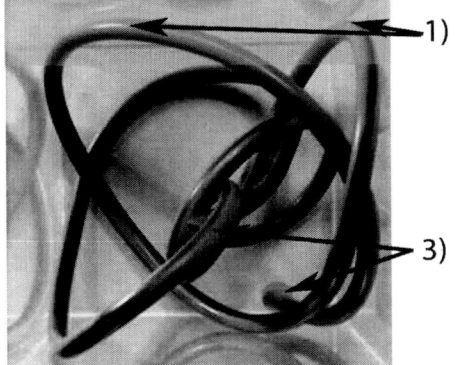   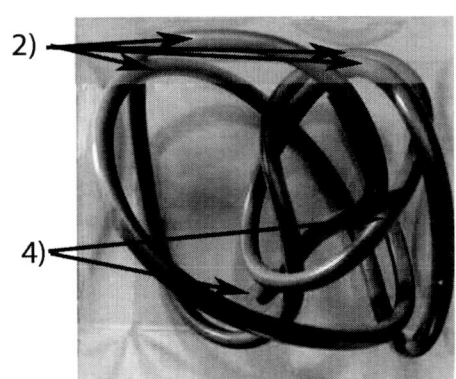

(A)   r
(B)   l
(C)   u
(D)   o
(E)   h

Lösungsansatz:

Gespiegelt? Nein! Unterscheidung, ob Dreh- oder Kippbewegung.

1. Im oberen Teil des Würfels befinden sich zwei Bögen
2. Auf dem rechten Foto im oberen Teil des Würfels befinden sich mehrere/andere Bögen
    → wahrscheinlich eine Kippbewegung (Höhe bleibt nicht gleich). Ist die Ansicht von oben oder von unten?
3. Bei Kippbewegungen bleiben die Seiten gleich! Mittleres Schlauchende: Die Öffnung zeigt nach vorne unten. Rechtes Schlauchende: Die Öffnung zeigt nach hinten.
4. Mittleres Schlauchende: Die Öffnung zeigt nach unten. Rechtes Schlauchende: Die Öffnung zeigt nach hinten → also Ansicht von oben!

1.

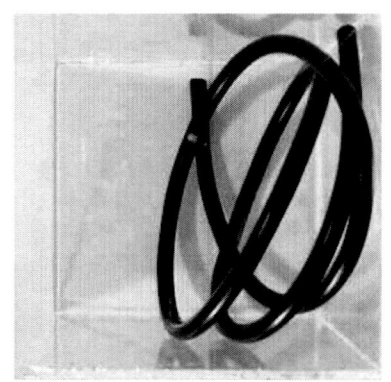 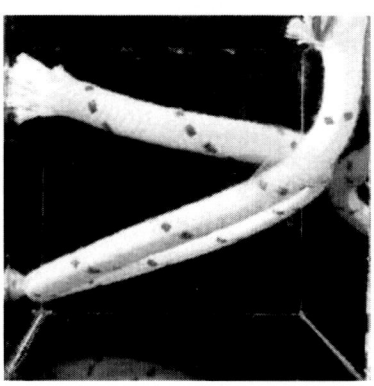

(A) r
(B) l
(C) u
(D) o
(E) h

2.

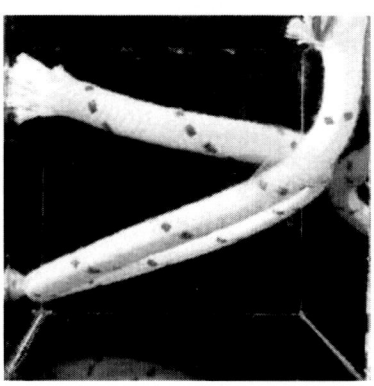 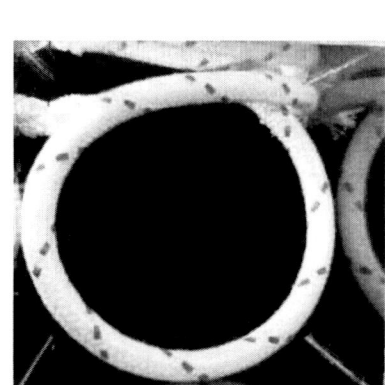

(A) r
(B) l
(C) u
(D) o
(E) h

3.

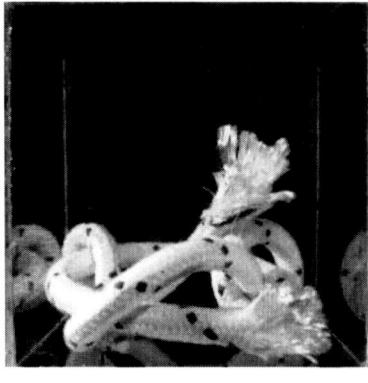 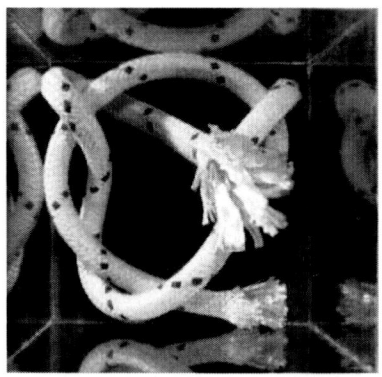

(A) r
(B) l
(C) u
(D) o
(E) h

4.

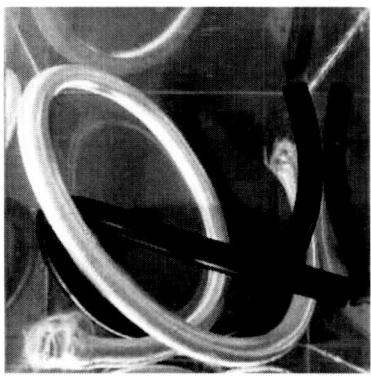 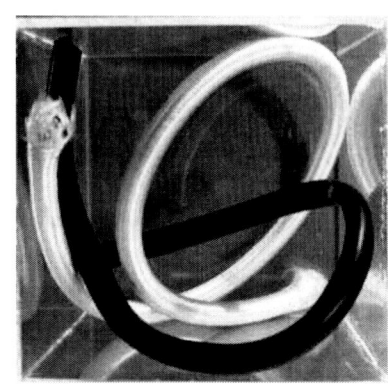

(A) r
(B) l
(C) u
(D) o
(E) h

5.

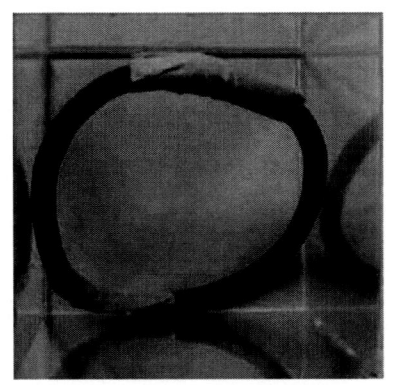 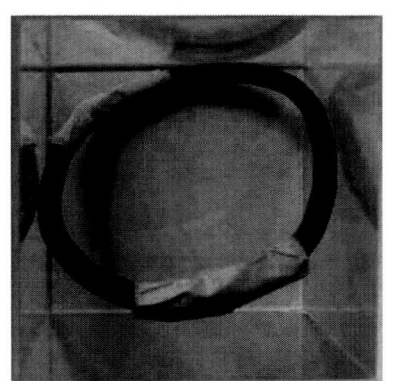

(A) r
(B) l
(C) u
→ (D) o
(E) h

6.

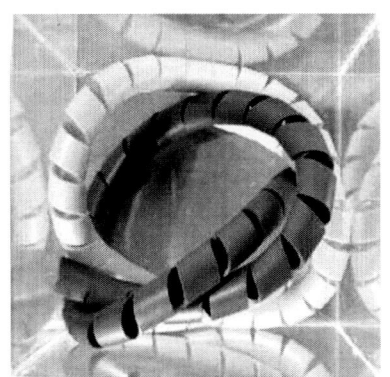 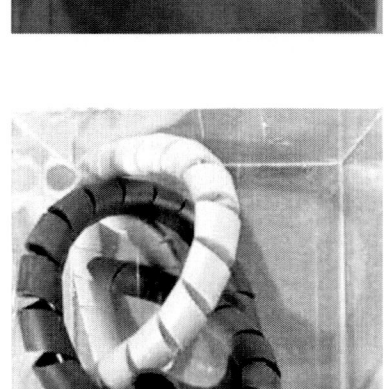

(A) r
(B) l
(C) u
(D) o
(E) h

7.

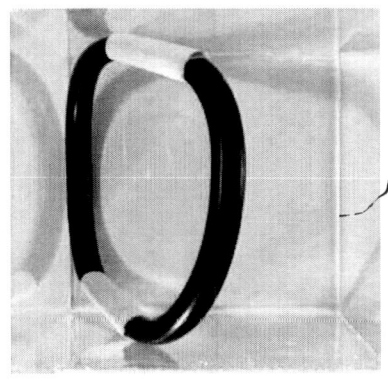 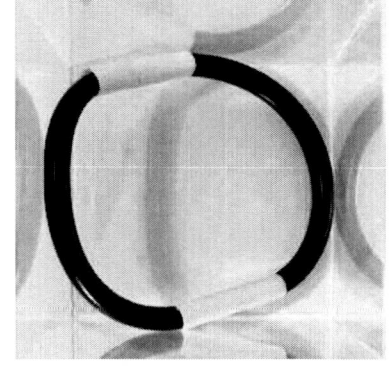

(A) r
(B) l
(C) u
(D) o
(E) h

8.

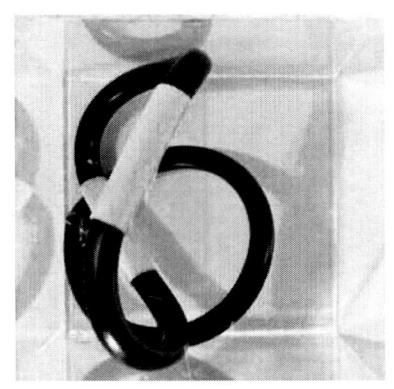 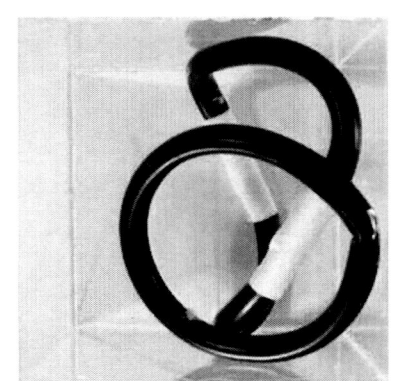

(A) r
(B) l
(C) u
(D) o
(E) h

9.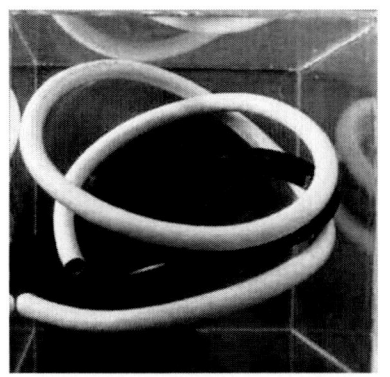

(A) r
(B) l
(C) u
(D) o
(E) h

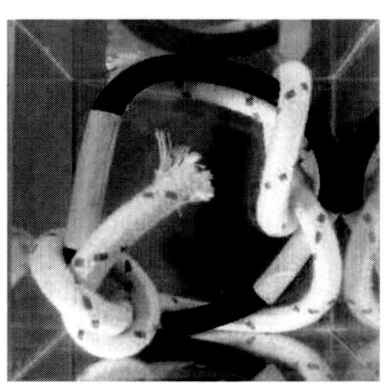

10.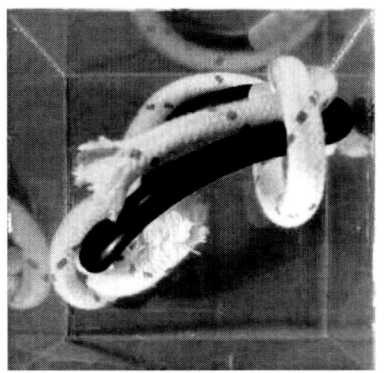

(A) r
(B) l
(C) u
(D) o
(E) h

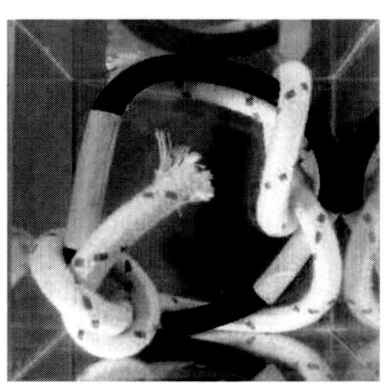

11.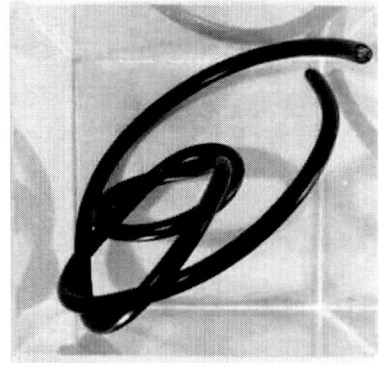

(A) r
(B) l
(C) u
(D) o
(E) h

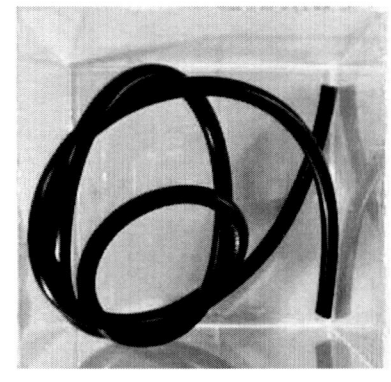

12.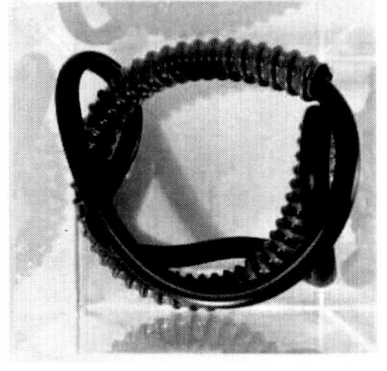

(A) r
(B) l
(C) u
(D) o
(E) h

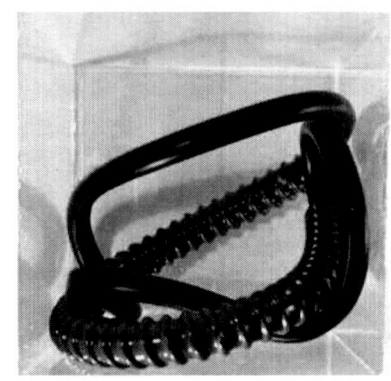

11|12 → 15|16

13.

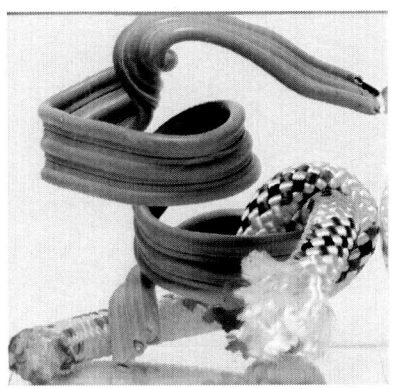 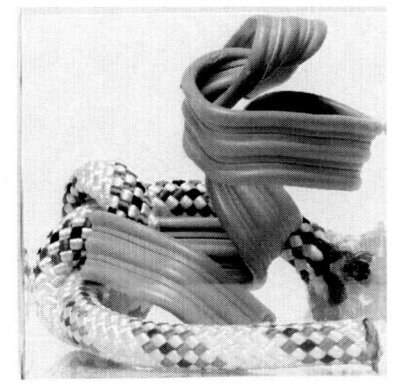

(A) r
(B) l
(C) u
(D) o
(E) h

14.

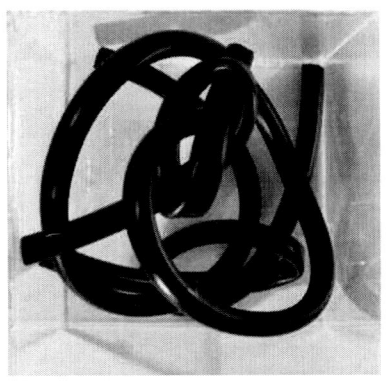 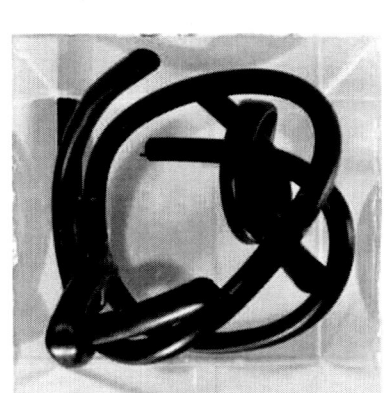

(A) r
(B) l
(C) u
(D) o
(E) h

15.

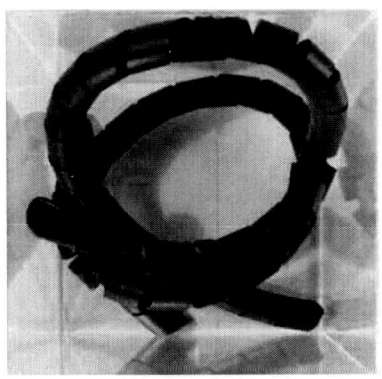 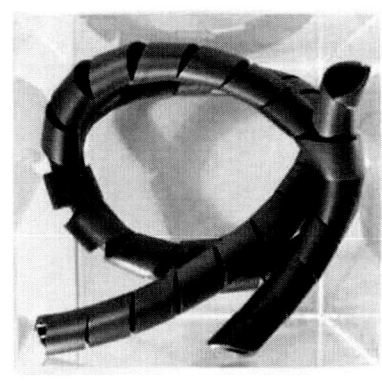

(A) r
(B) l
(C) u
(D) o
(E) h

16.

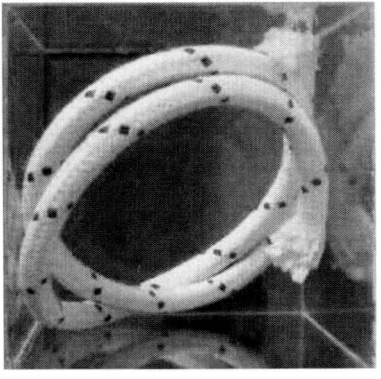 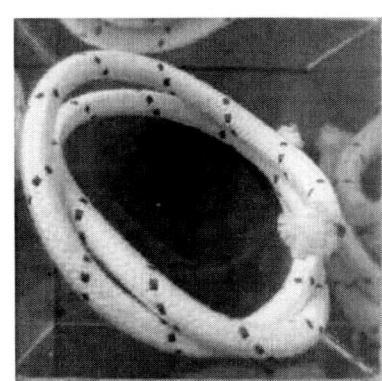

(A) r
(B) l
(C) u
(D) o
(E) h

17.

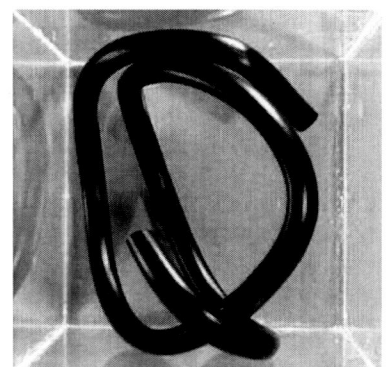 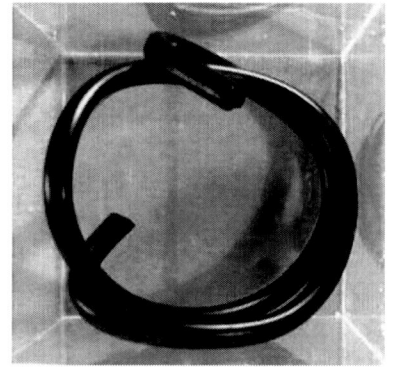

(A) r
(B) l
(C) u
(D) o
(E) h

18.

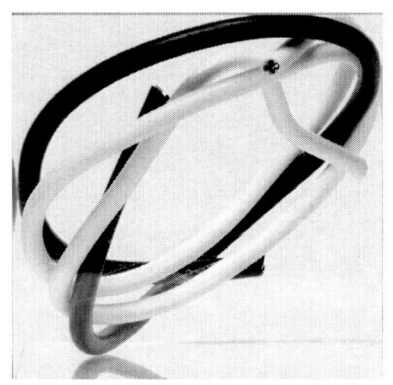 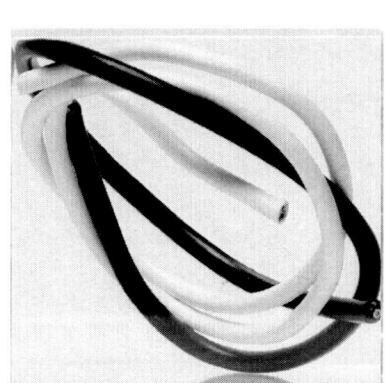

(A) r
(B) l
(C) u
(D) o
(E) h

19.

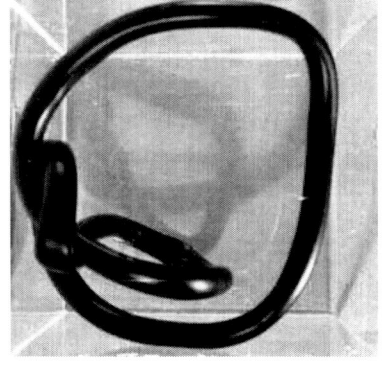 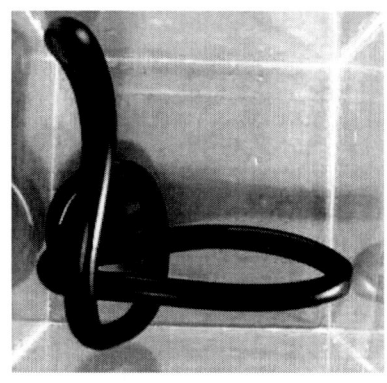

(A) r
(B) l
(C) u
(D) o
(E) h

20.

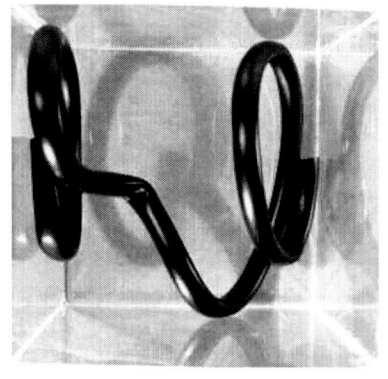 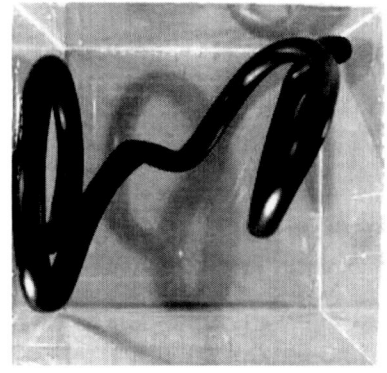

(A) r
(B) l
(C) u
(D) o
(E) h

10/10 gut!

LÖSUNGSANSATZ ZU ÜBUNG 3

16.

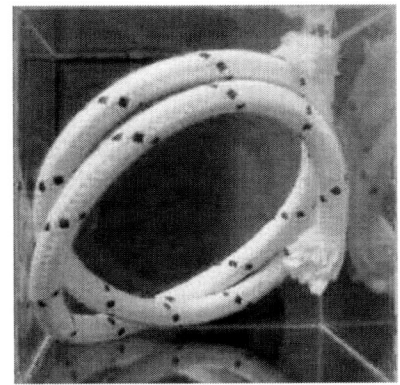

(A) r
(B) l
(C) u
(D) o
(E) h

Schwierigkeit! Die Ansicht von oben und von unten sind sich sehr ähnlich!

Auch hier, achtet man nur auf die Schlauchenden, wäre die Ansicht von oben und die Ansicht von unten denkbar!

Tipp! Achte auf den Verlauf des Schlauchs. Wo schneiden sich die Verläufe?

16.

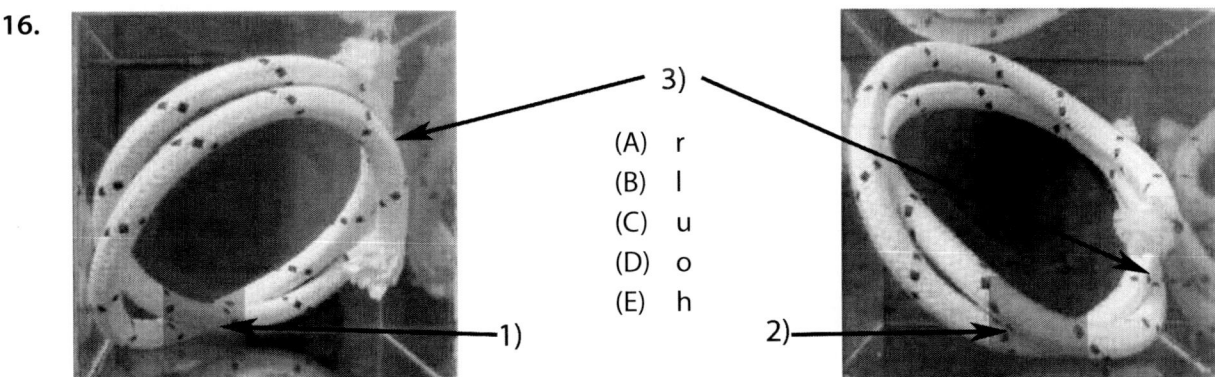

(A) r
(B) l
(C) u
(D) o
(E) h

Lösungsansatz:

Gespiegelt? Nein! Unterscheidung, ob eine Dreh- oder Kippbewegung. Die Seiten bleiben gleich (Die Schlauchenden bleiben im rechten Teil des Würfels), die Höhe der Schlauchenden ändert sich aber. Darum handelt es sich hier um eine Kippbewegung! Eine Ansicht von oben oder von unten?

1. Im unteren hinteren Teil befindet sich auf dem linken Foto eine Überkreuzung.
2. Diese befindet sich auf dem rechten Foto im unteren vorderen Teil → Ansicht von unten
3. Das obere Schlauchende ist sehr kurz und schneidet den Ring noch an der rechten Würfelwand (auf dem linken Foto verdeckt). Dieses Schlauchende befindet sich auf dem rechten Foto im hinteren Teil des Würfels → also eine Ansicht von unten.

1.

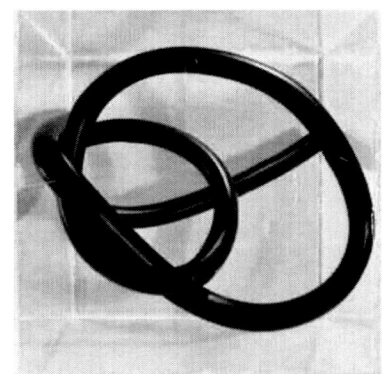

(A) r
(B) l
(C) u
(D) o
(E) h

2.

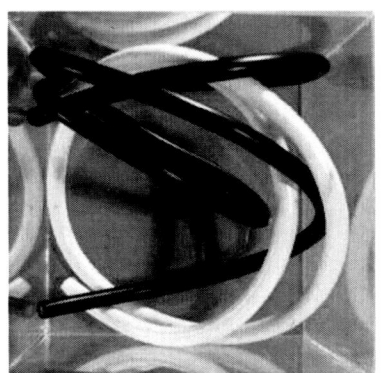
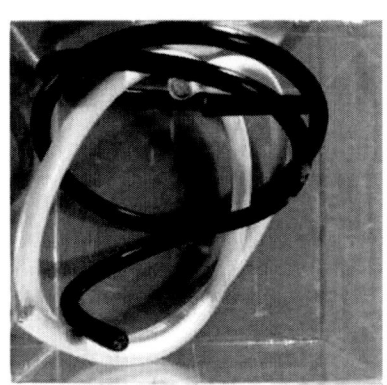

(A) r
(B) l
(C) u
(D) o
(E) h

3.

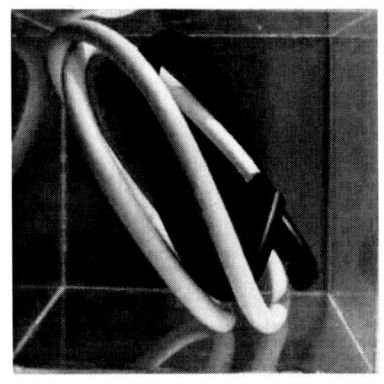
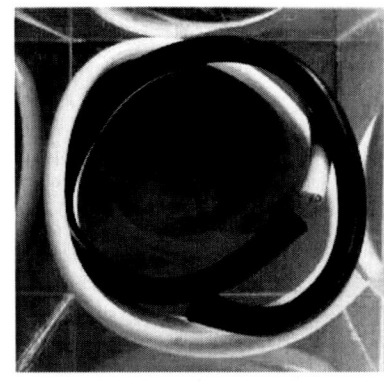

(A) r
(B) l
(C) u
(D) o
(E) h

4.

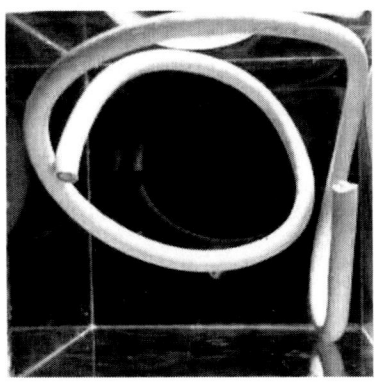
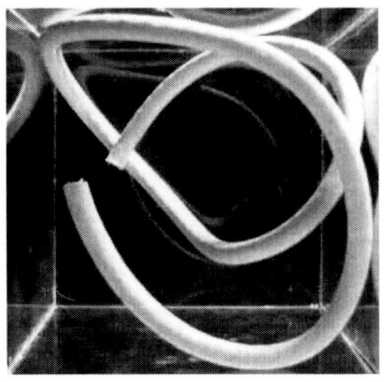

(A) r
(B) l
(C) u
(D) o
(E) h

5.

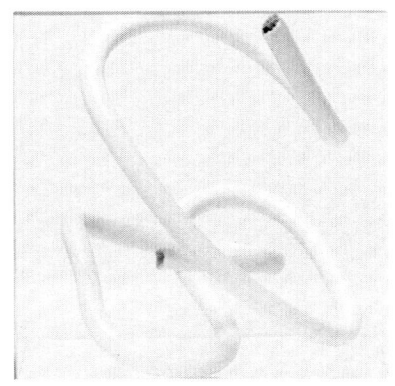

(A) r
(B) l
(C) u
(D) o
(E) h

6.

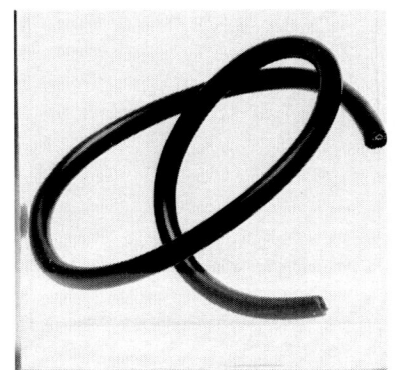

(A) r
(B) l
(C) u
(D) o
(E) h

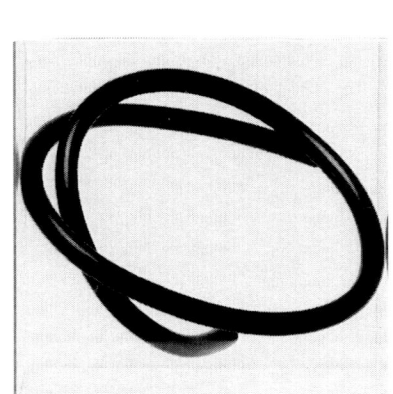

7.

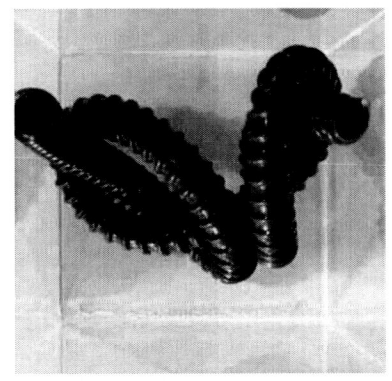

(A) r
(B) l
(C) u
(D) o
(E) h

8.

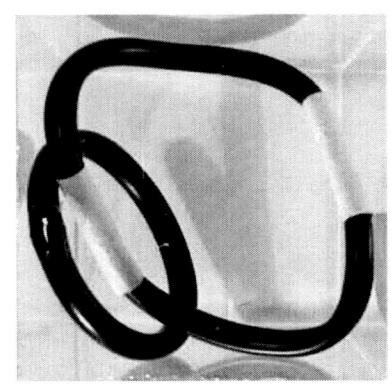

(A) r
(B) l
(C) u
(D) o
(E) h

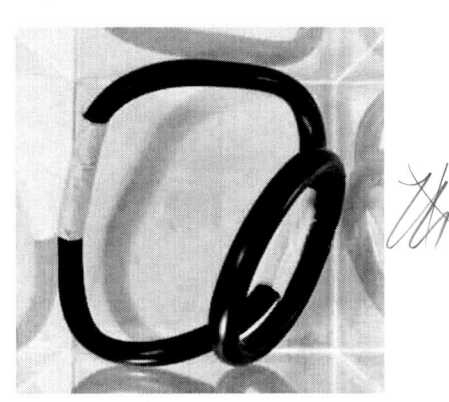

9.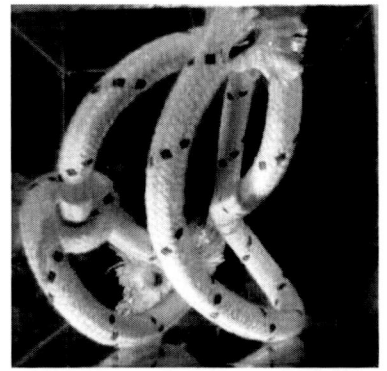

(Ⓐ) r
(B) l
(C) u
(D) o
(E) h

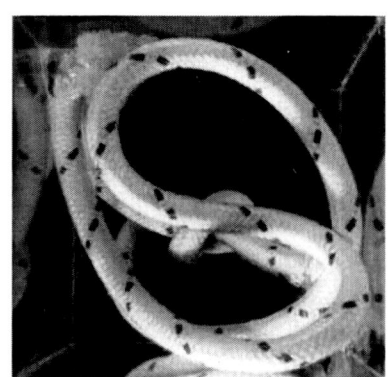

10.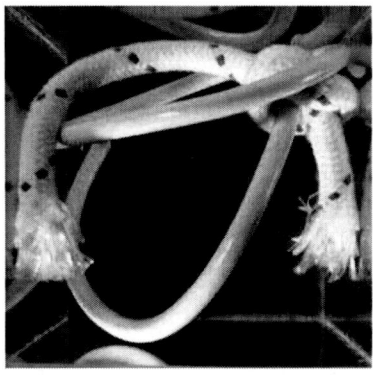

(A) r
(B) l
(C) u
(D) o
(Ⓔ) h

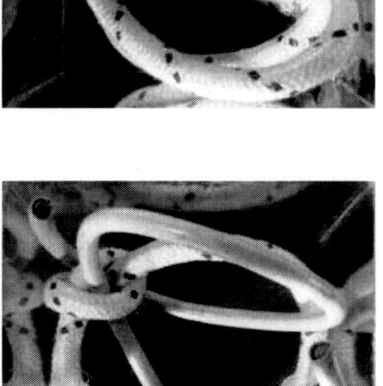

11.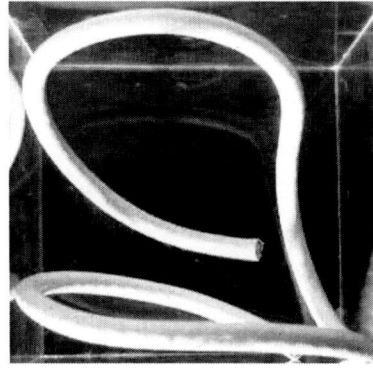

(A) r
(Ⓑ) l
(C) u
(D) o
(E) h

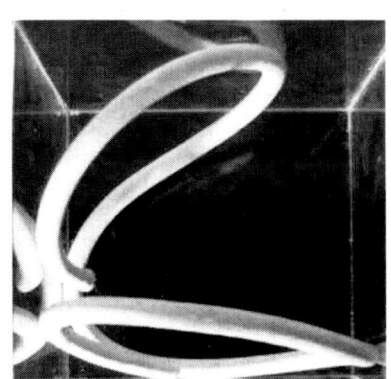

12.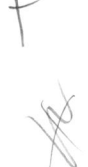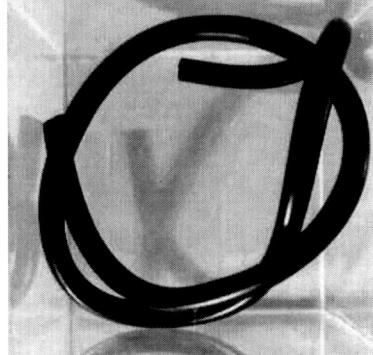

→ (Ⓐ) r
(B) l
(Ⓒ) u
(D) o
(E) h

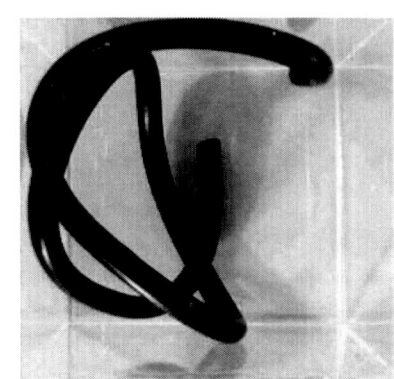

13.

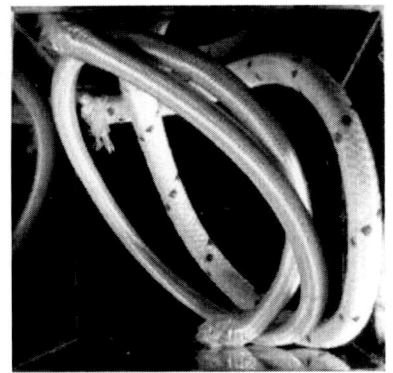 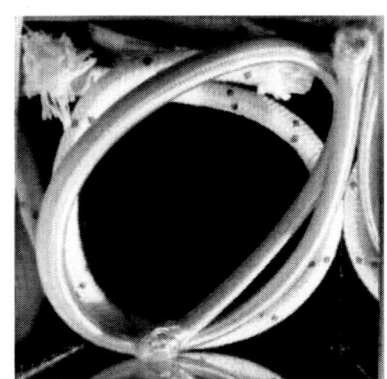

(A) r
(B) l
(C) u
(D) o
(E) h

14.

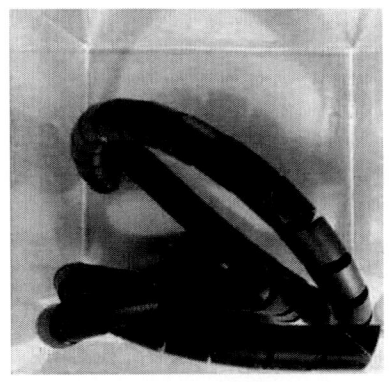 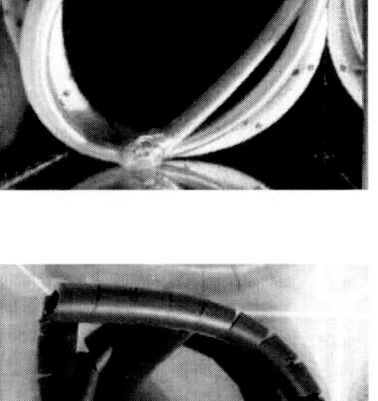

(A) r
(B) l
(C) u
(D) o
(E) h

15.

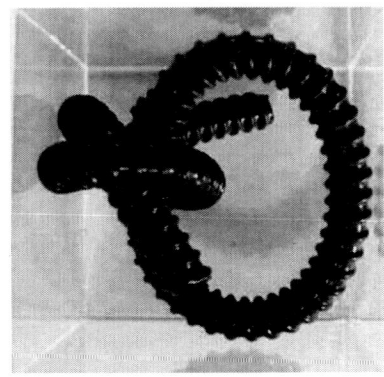 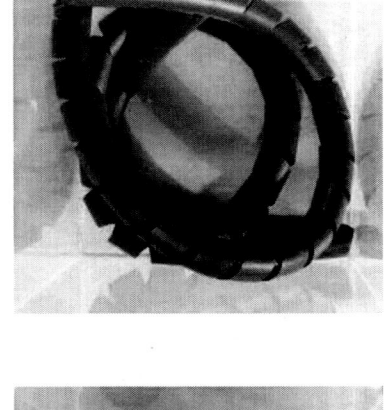

(A) r
(B) l
(C) u
(D) o
(E) h

16.

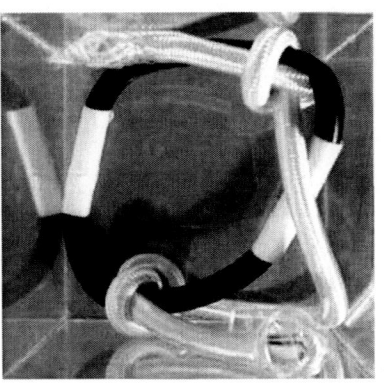 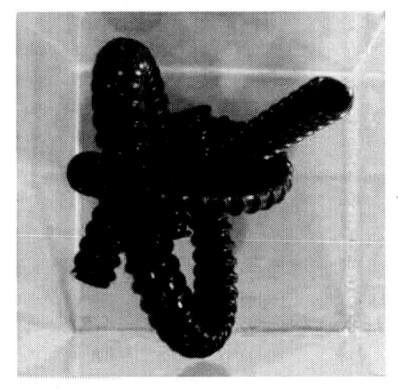 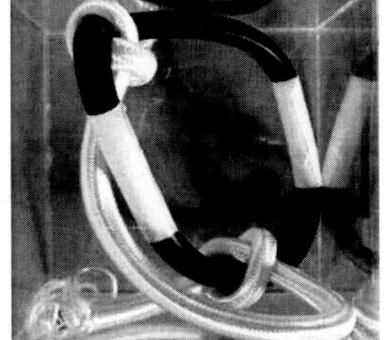

(A) r
(B) l
(C) u
(D) o
(E) h

17.

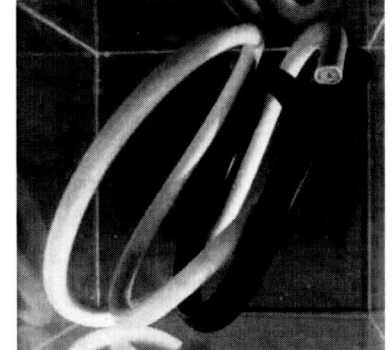 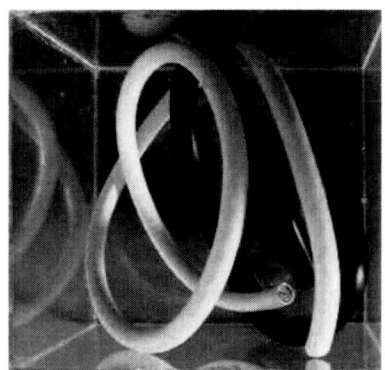

(A) r
(B) l
(C) u
(D) o
(E) h

18.

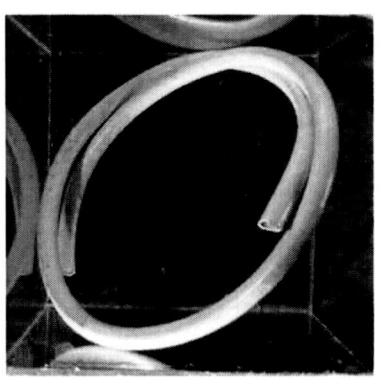 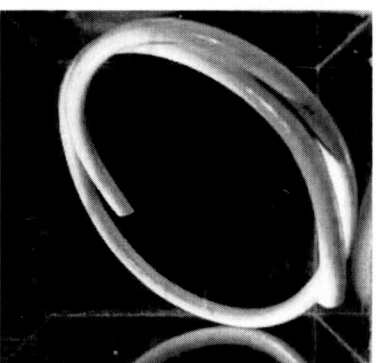

(A) r
(B) l
(C) u
(D) o
(E) h

19.

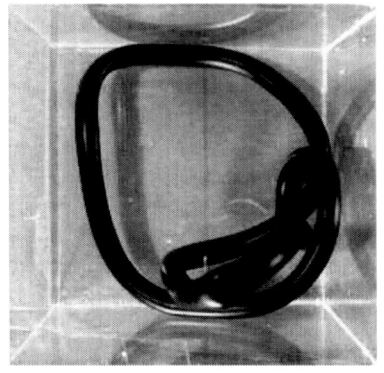 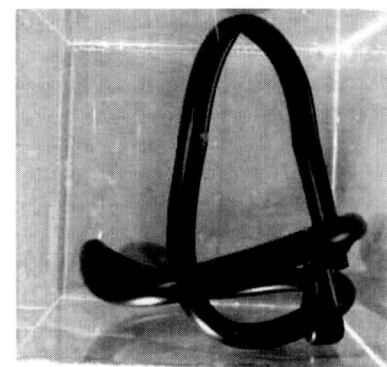

(A) r
(B) l
(C) u
(D) o
(E) h

20.

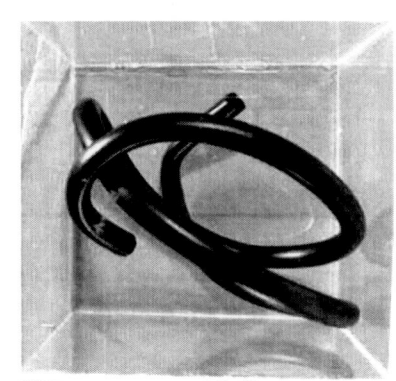

(A) r
(B) l
(C) u
(D) o
(E) h

LÖSUNGSANSATZ ZU ÜBUNG 4

18.

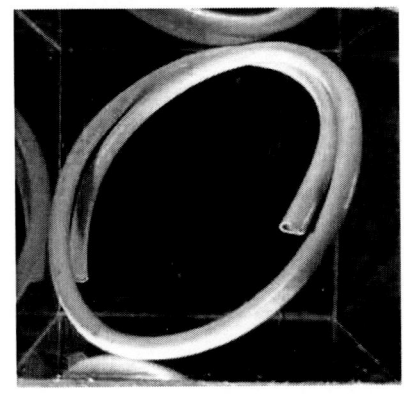

(A) r
(B) l
(C) u
(D) o
(E) h

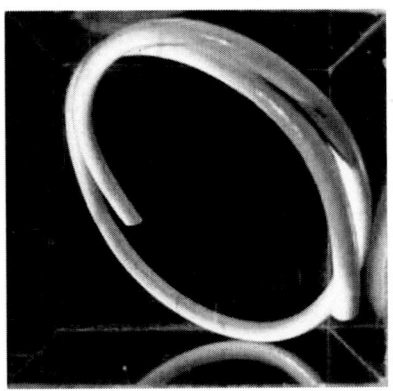

Schwierigkeit! Ansicht von hinten, obwohl erst im hinteren Teil der Übung, also bei den vermutlich schwierigen Aufgaben (15-20)!

Wer diese Aufgabe richtig gemacht hat – Gratulation! – ist nicht auf einen der billigen Tricks hereingefallen.

Tipp! Nicht nur auf die Schlauchenden achten. Bei jeder Aufgabe nach Schema F vorgehen und keinen Schritt überspringen.

18.

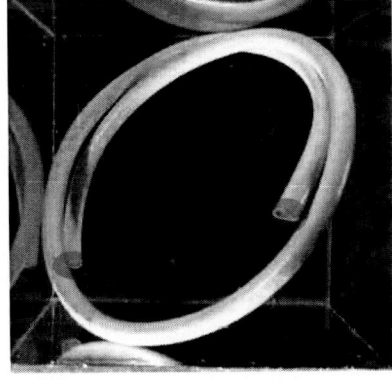

(A) r
(B) l
(C) u
(D) o
(E) h

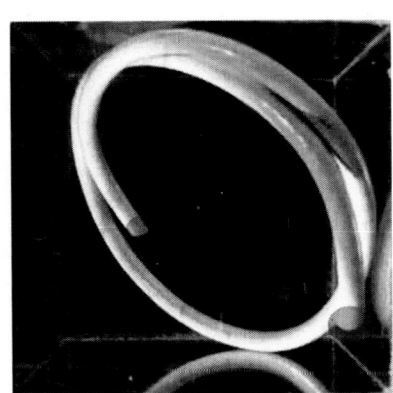

Lösungsansatz:

Gespiegelt? Ja!

So schnell kann man die richtige Lösung finden! Wer sich nur auf die Schlauchenden konzentriert wählt vermutlich die Ansicht von oben. Vor allem bei Unsicherheit hätten die meisten wohl eher zu dieser falschen Antwort tendiert, da die Wahrscheinlichkeit für Antwort (E) bei schwereren Aufgaben geringer ist. Nimm dir jetzt die Zeit und überlege Dir die unterschiedlichen Ansichten von hinten, oben und unten.

1.

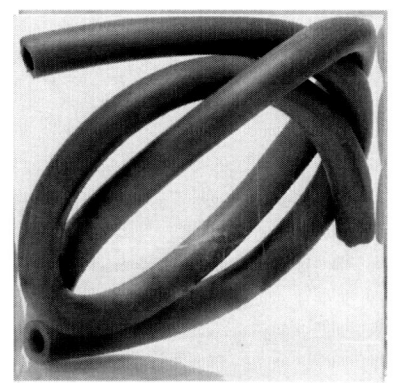 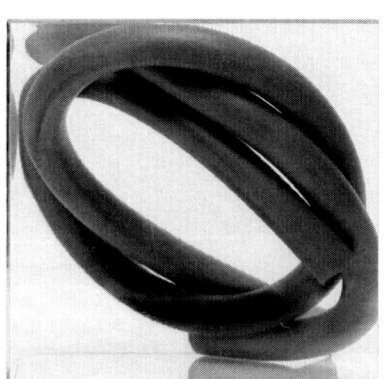

(A) r
(B) l
(C) u
(D) o
(E) h

2.

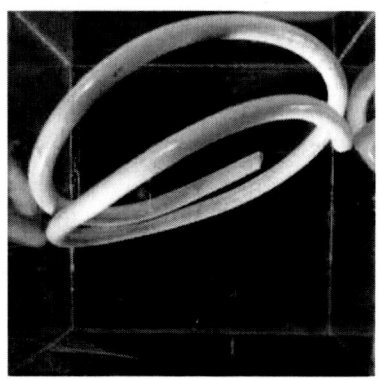 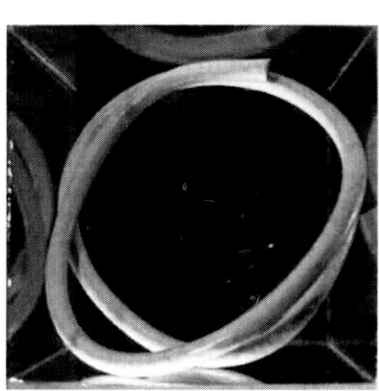

(A) r
(B) l
(C) u
(D) o
(E) h

3.

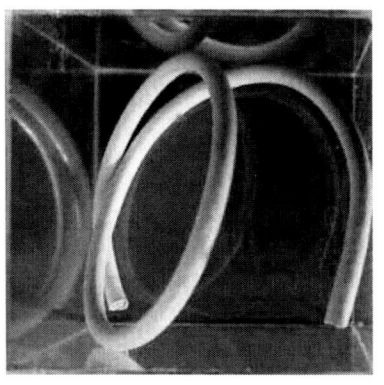 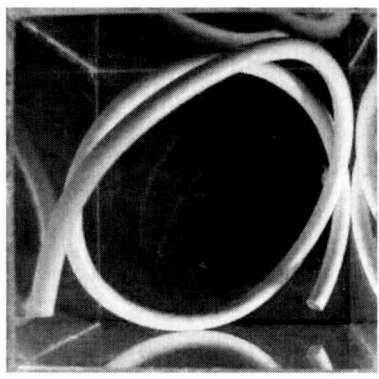

(A) r
(B) l
(C) u
(D) o
(E) h

4.

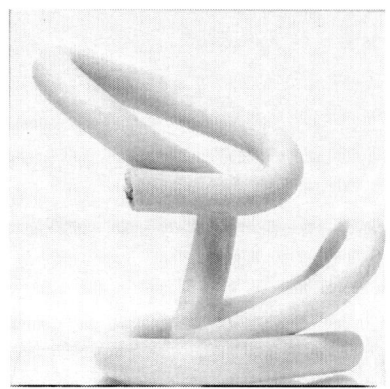 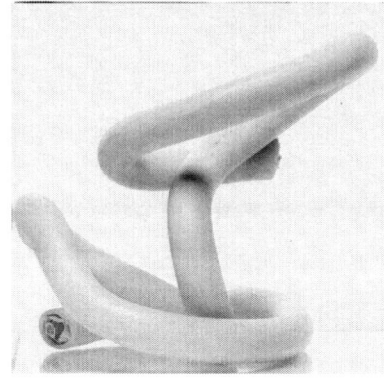

(A) r
(B) l
(C) u
(D) o
(E) h

21/24 in 15 min   sehr gut!

5.

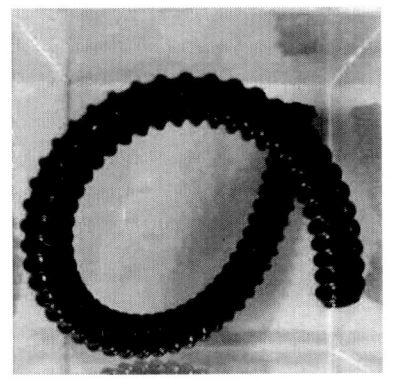 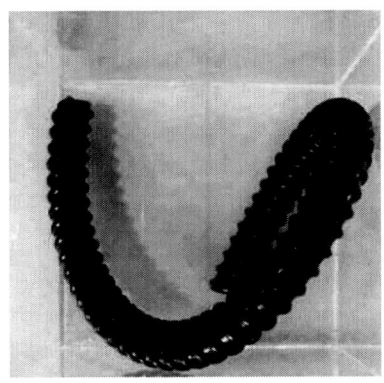

(A) r
(B) l
(C) u
(D) o
(E) h

6.

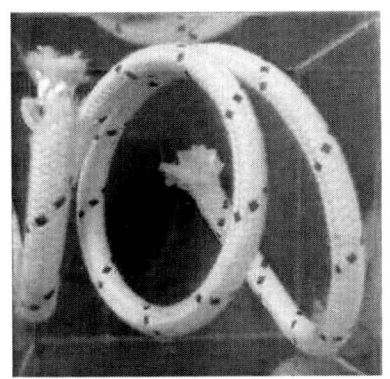 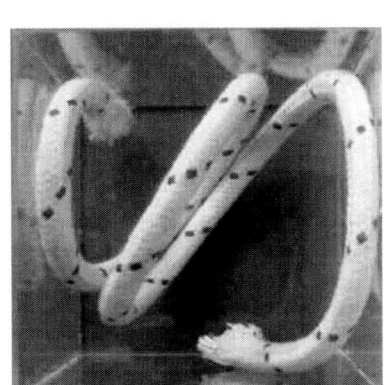

(A) r
(B) l
(C) u
(D) o
(E) h

7.

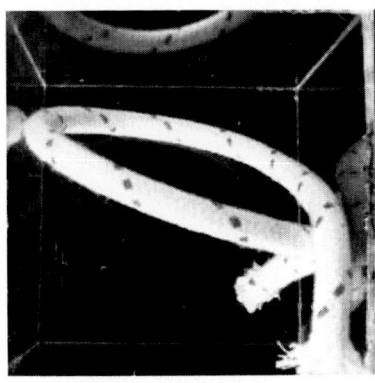 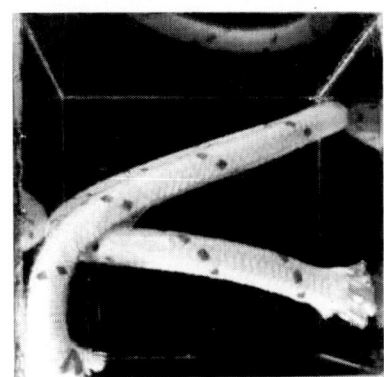

(A) r
(B) l
(C) u
(D) o
(E) h

8.

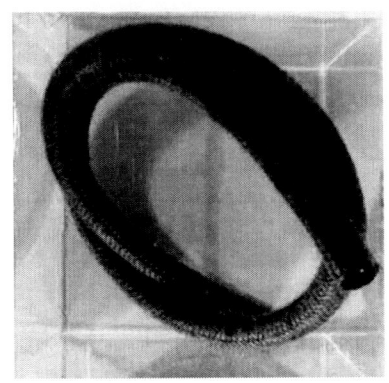 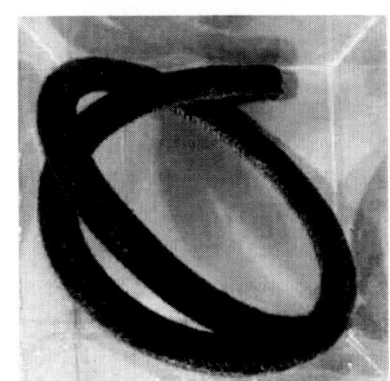

(A) r
(B) l
(C) u
(D) o
(E) h

9.

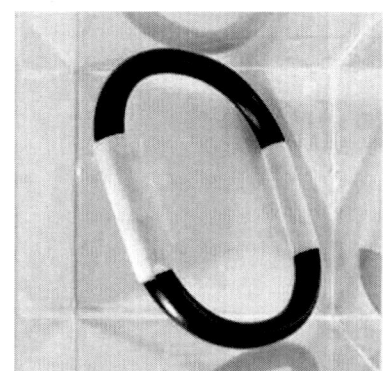 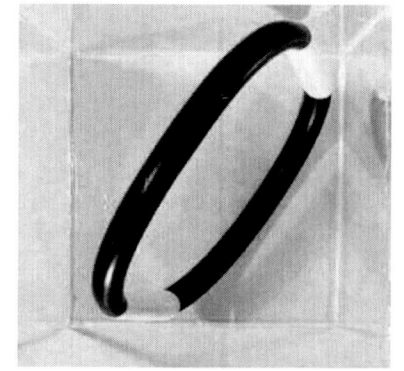

(A) r
(B) l
(C) u
(D) o
(E) h

10.

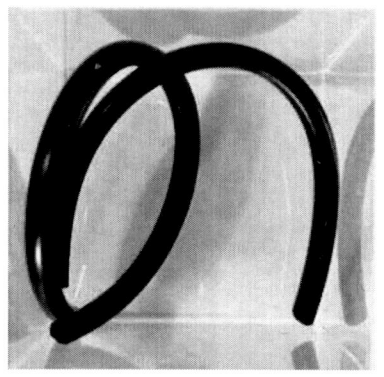 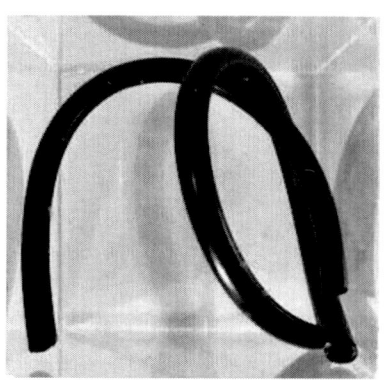

(A) r
(B) l
(C) u
(D) o
(E) h

11.

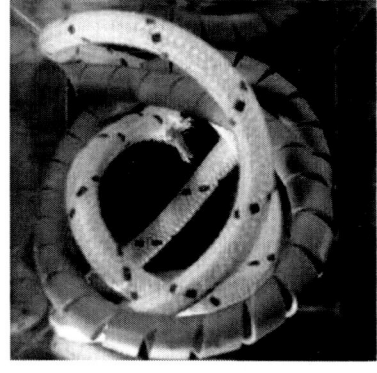 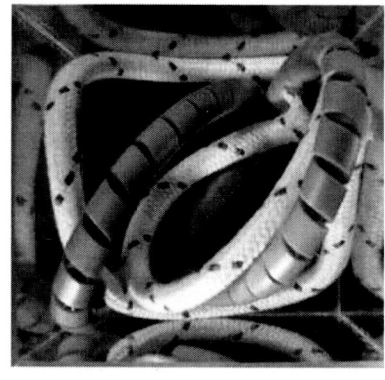

(A) r
(B) l
(C) u
(D) o
(E) h

12.

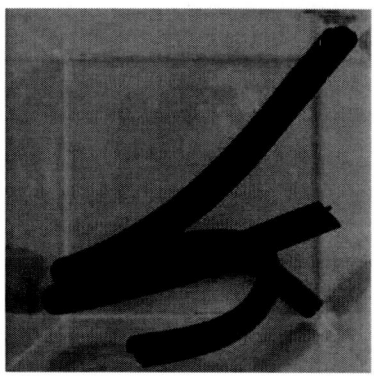 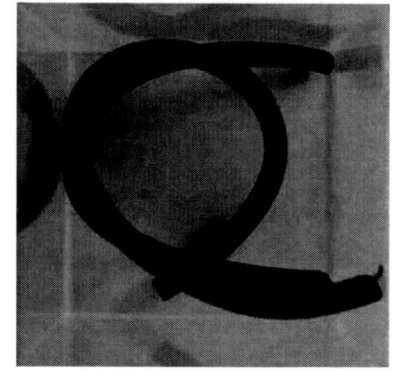

(A) r
(B) l
(C) u
(D) o
(E) h

13.

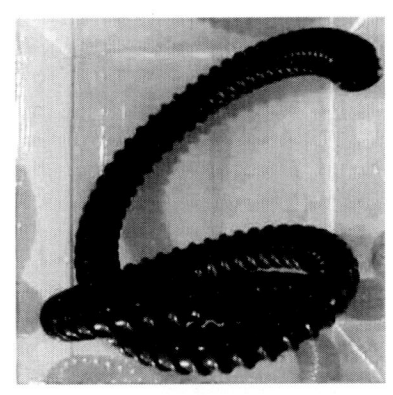

(A) r
(B) l
(C) u
(D) o
(E) h

14.

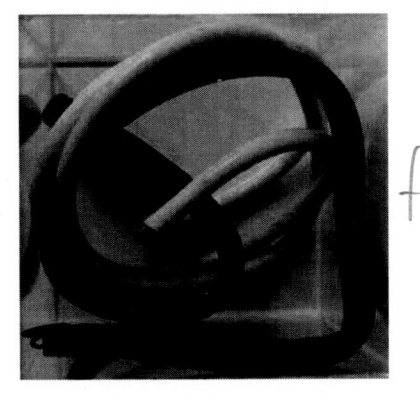

(A) r
(B) l
→ (C) u
(D) o
(E) h

15.

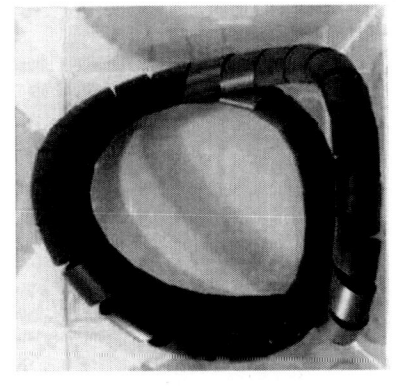

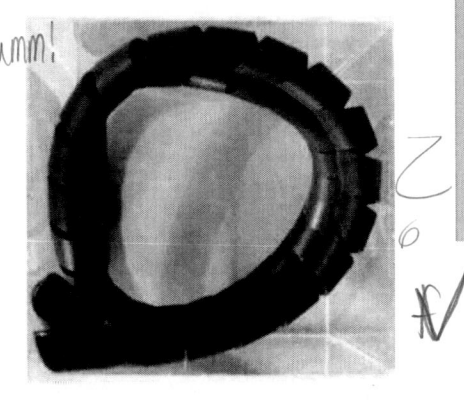

Dumm!

(A) r
(B) l
(C) u
(D) o
→ (E) h

16.

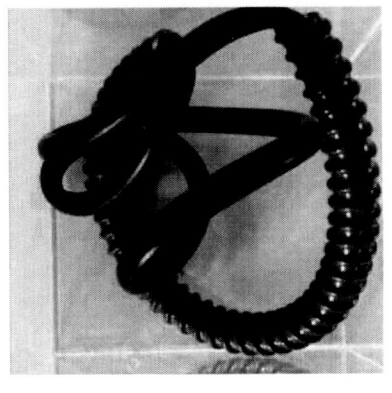

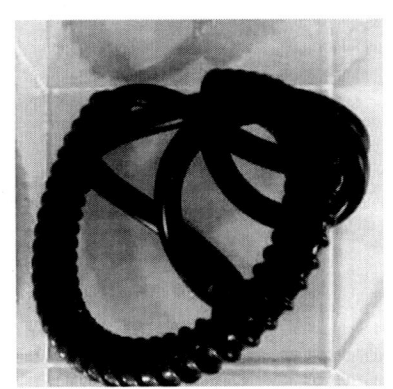

(A) r
(B) l
(C) u
(D) o
(E) h

17.

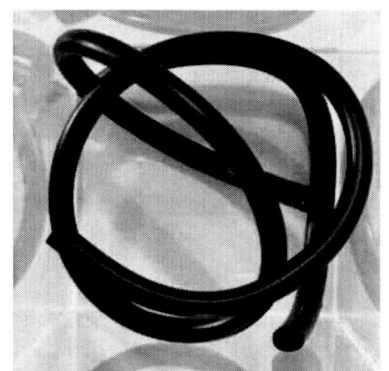

(A) r
(B) l
(C) u
(D) o
(E) h

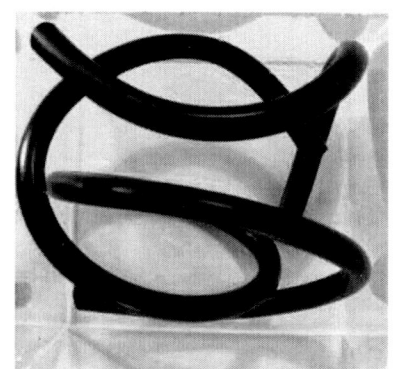

18.

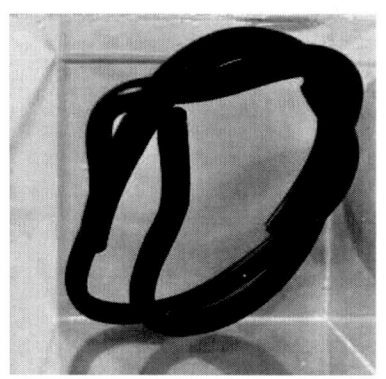

(A) r
(B) l
(C) u
(D) o
(E) h

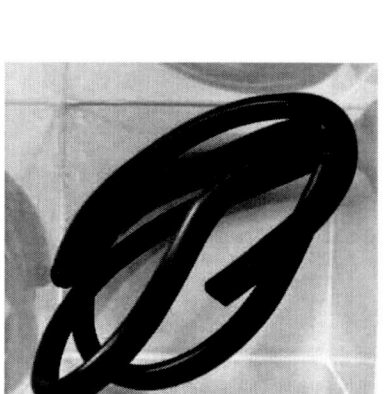

19.

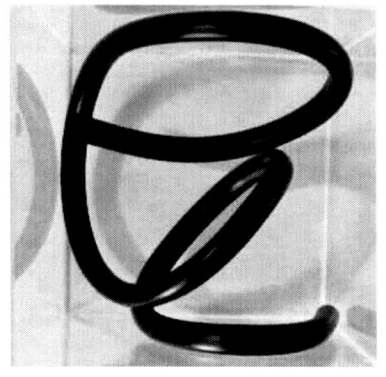

(A) r
(B) l
(C) u
(D) o
(E) h

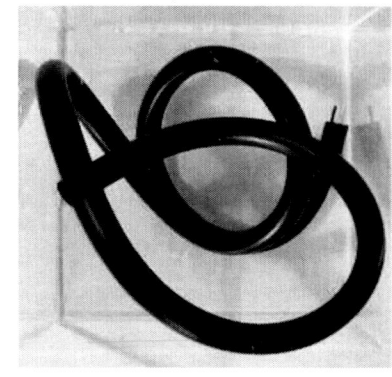

20.

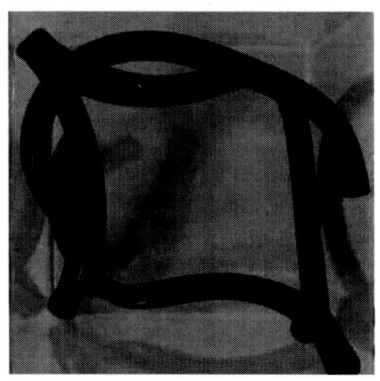

(A) r
(B) l
(C) u
(D) o
(E) h

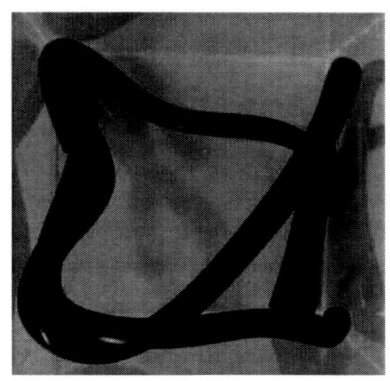

LÖSUNGSANSATZ ZU ÜBUNG 5

13.

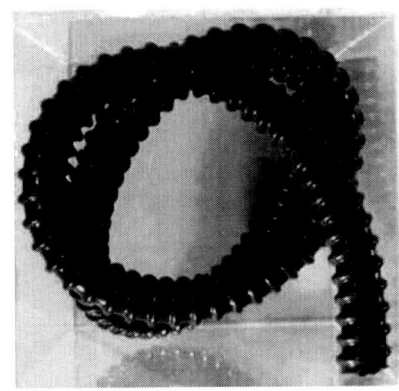

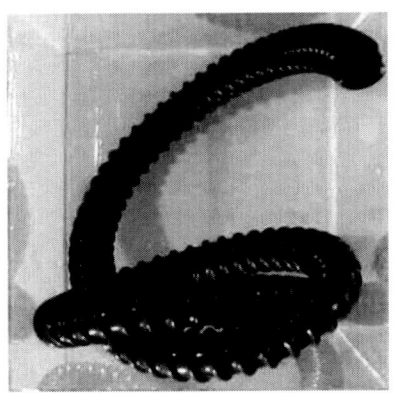

(A) r
(B) l
(C) u
(D) o
(E) h

Schwierigkeit! Die Ansichten von oben und unten sind sich sehr ähnlich!

Vermutlich hat jeder sofort erkannt, dass es sich bei dieser Aufgabe um eine Kippbewegung handelt. Die schwierige Entscheidung ist also, ob es sich um die Ansicht von oben oder um die Ansicht von unten handelt!

Tipp! Schau genau hin! Wo schneidet der Schlauch den Ring (siehe Markierung unten).

Lösungsansatz:

Dass es sich um eine Kippbewegung handelt, haben wahrscheinlich die Meisten richtig erkannt. Die Schwierigkeit liegt auch hier in der Entscheidung zwischen der Ansicht von oben oder unten. Auf den Bildern oben ist das Schlauchende relativ kurz und schneidet den Ring gleich im oberen Teil. Auf dem zweiten Foto ist das Schlauchende eher lang und schneidet den Ring im linken Teil des Würfels. Es muss sich also um das andere Ende, welches auf dem linken Foto nicht sichtbar ist, handeln!

Vergleiche zum Verständnis die beiden folgenden Fotos. Die Markierung zeigt Dir wo der Schlauch die Ringebene schneidet.

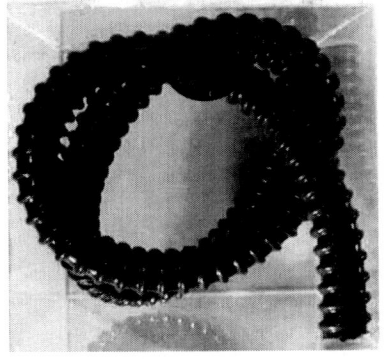

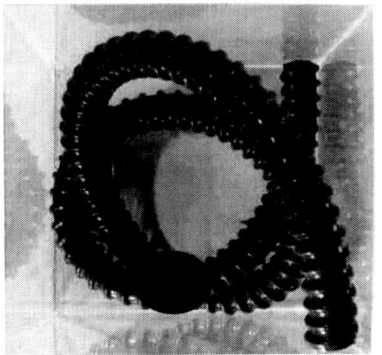

1.

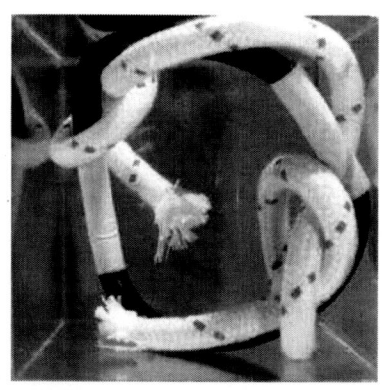 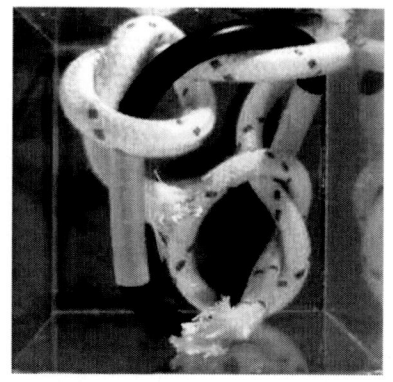

(A)   r
(B)   l
(C)   u
(D)   o
(E)   h

2.

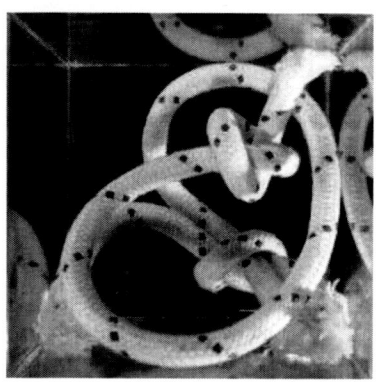 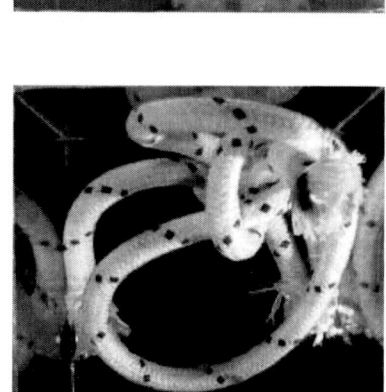

(A)   r
(B)   l
(C)   u
(D)   o
(E)   h

3.

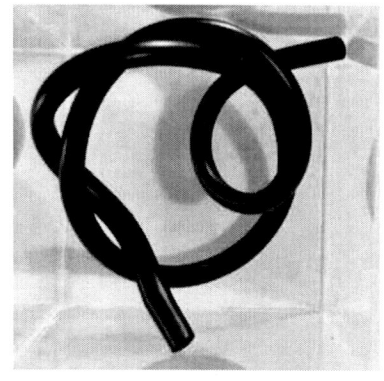 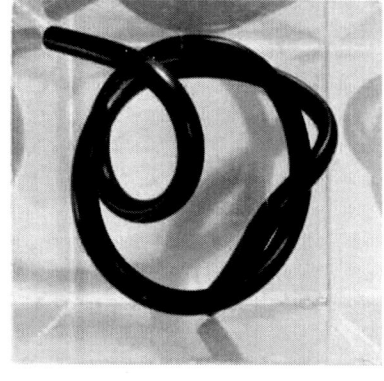

(A)   r
(B)   l
(C)   u
(D)   o
(E)   h

4.

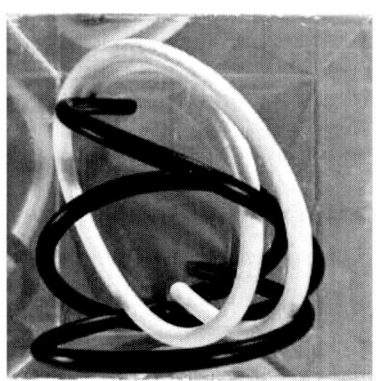 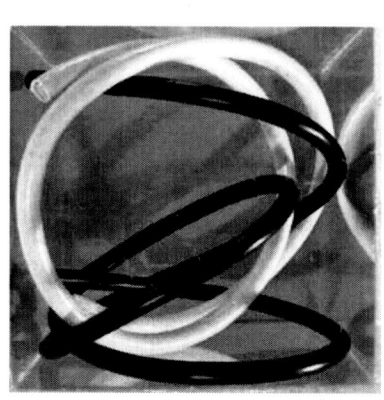

(A)   r
(B)   l
(C)   u
(D)   o
(E)   h

5.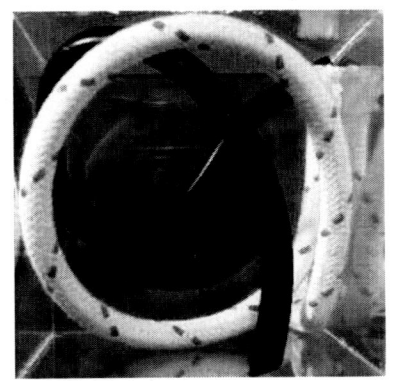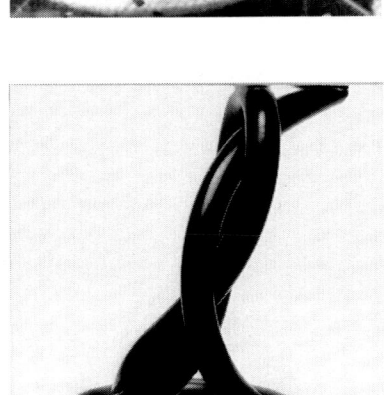

(A) r
(B) l
(C) u
(D) o
(E) h

6.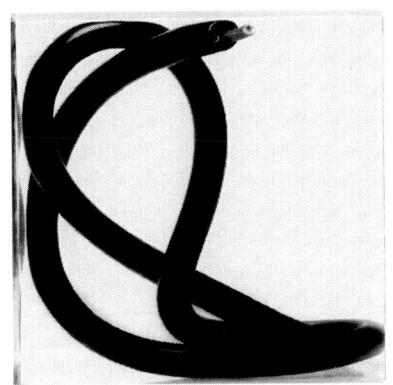

(A) r
(B) l
(C) u
(D) o
(E) h

7.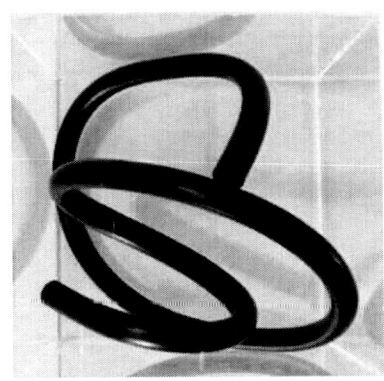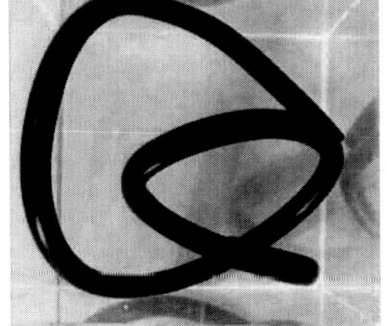

(A) r
(B) l
(C) u
(D) o
(E) h

8.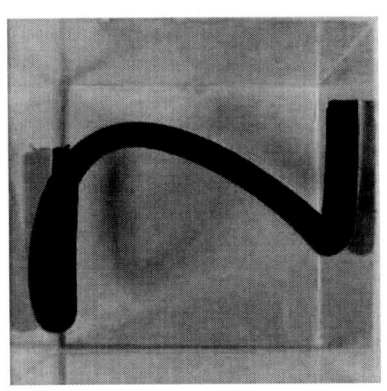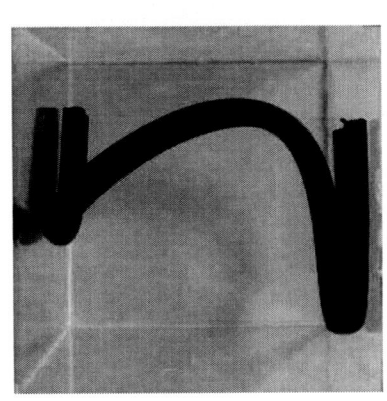

(A) r
(B) l
(C) u
(D) o
(E) h

9.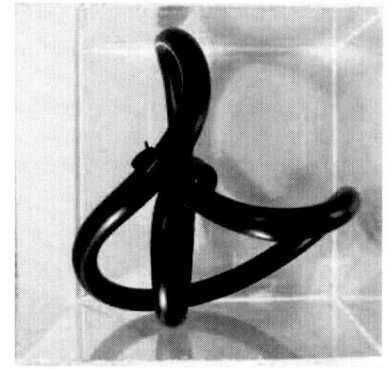

(A) r
(B) l
(C) u
(D) o
(E) h

10.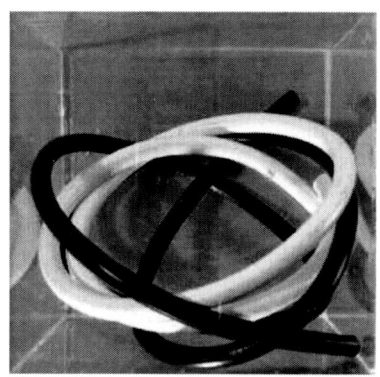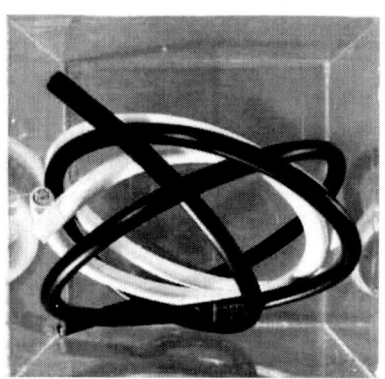

(A) r
(B) l
(C) u
(D) o
(E) h

11.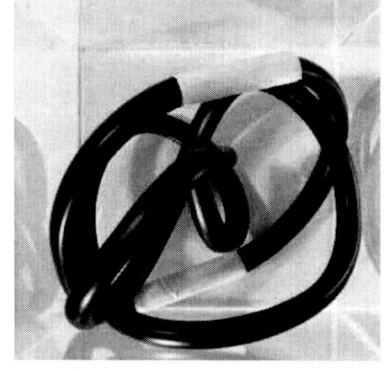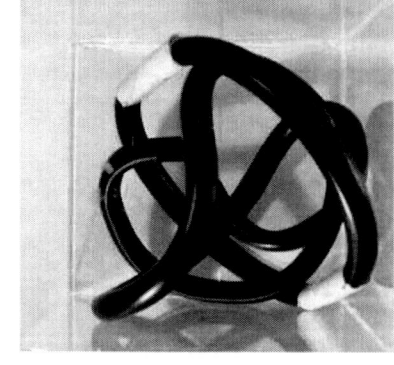

(A) r
(B) l
(C) u
(D) o
(E) h

12.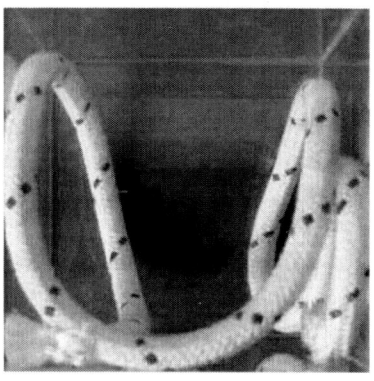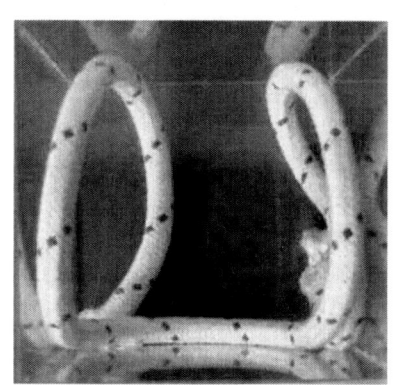

(A) r
(B) l
(C) u
(D) o
(E) h

13.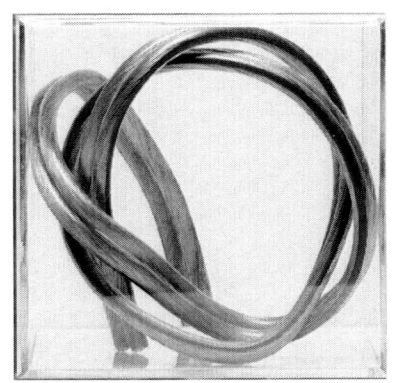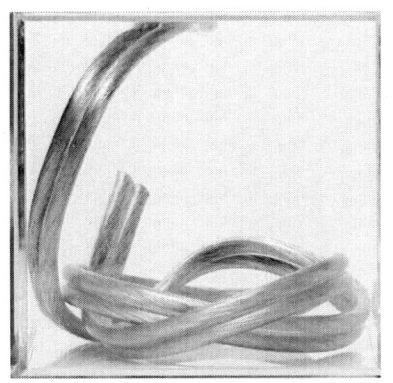

(A) r
(B) l
(C) u
(D) o
(E) h

14.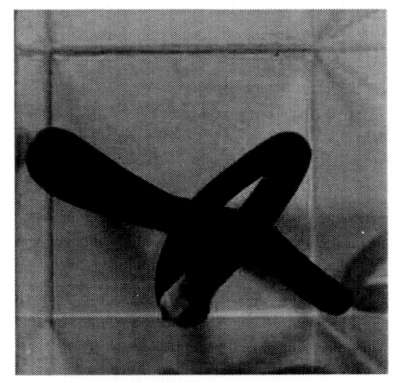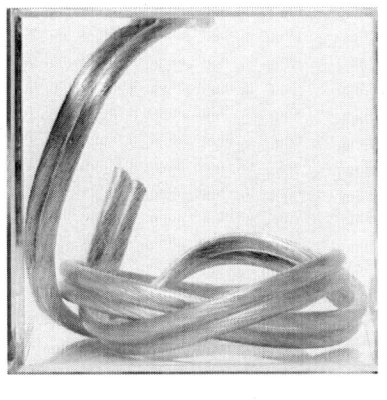

(A) r
(B) l
(C) u
(D) o
(E) h

15.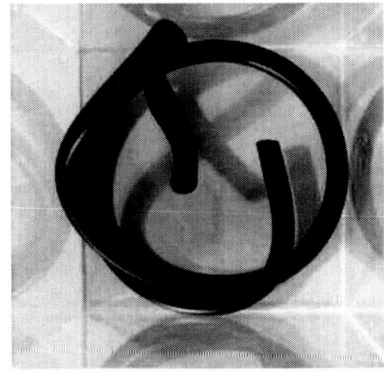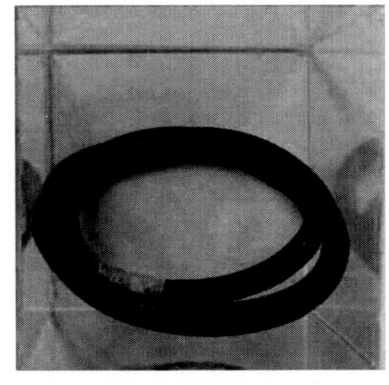

(A) r
(B) l
(C) u
(D) o
(E) h

16.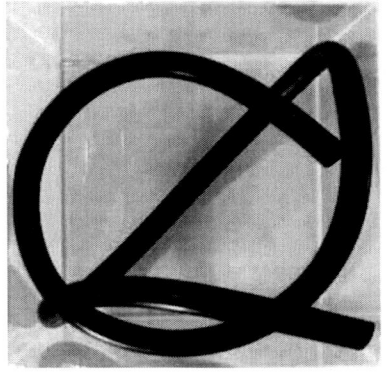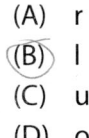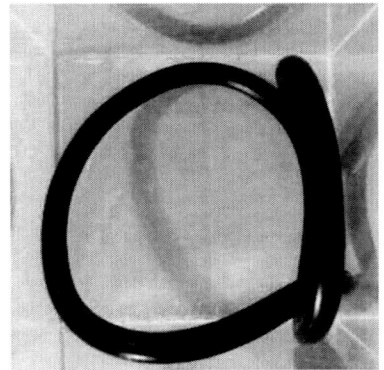

(A) r
(B) l
(C) u
(D) o
(E) h

17.

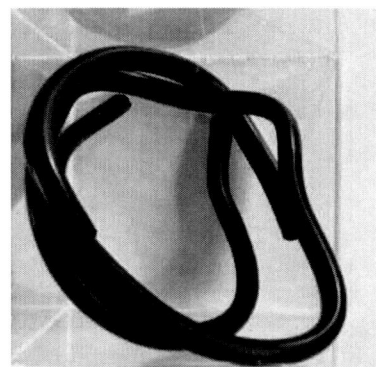 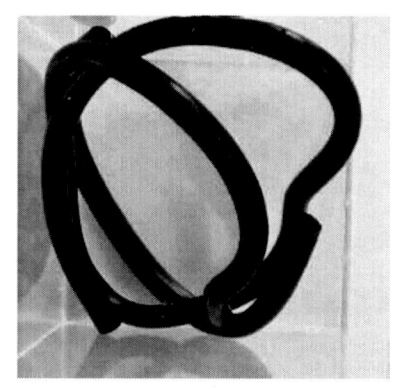

(A) r
(B) l
(C) u
(D) o
(E) h

18.

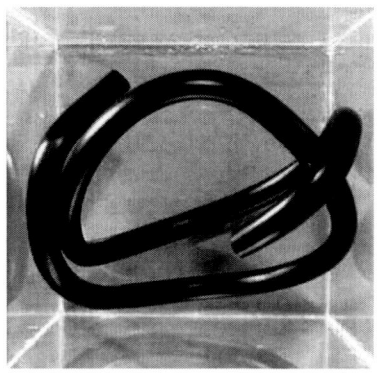 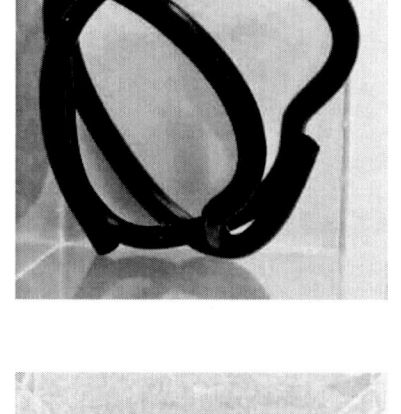

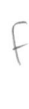

(A) r
(B) l
→ (C) u
(D) o
(E) h

19.

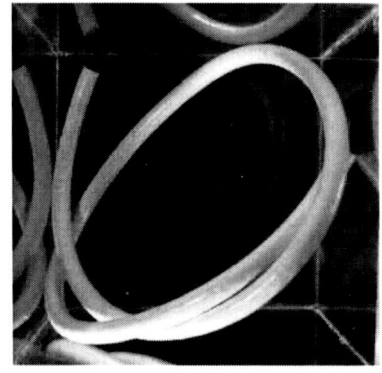 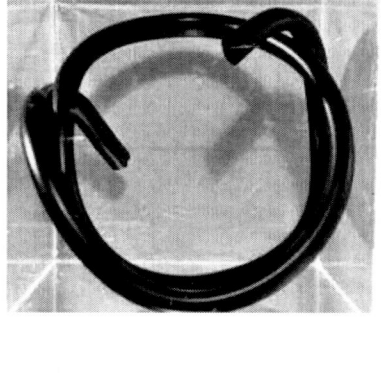

(A) r
(B) l
→ (C) u
(D) o
(E) h

20.

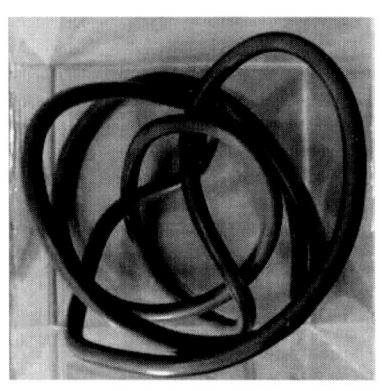 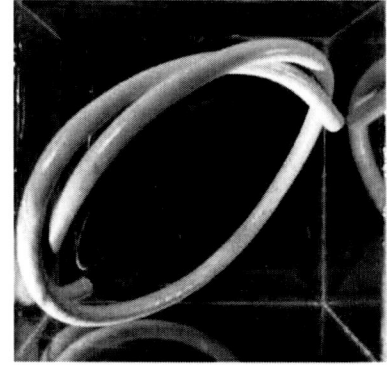

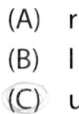

(A) r
(B) l
(C) u
(D) o
(E) h

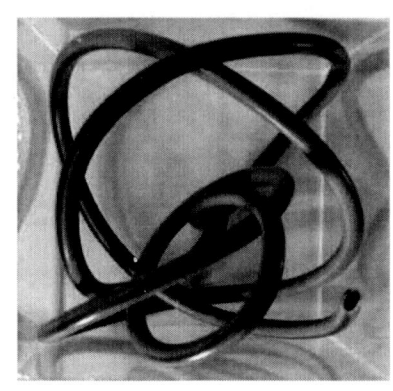

LÖSUNGSANSATZ ZU ÜBUNG 6

20.

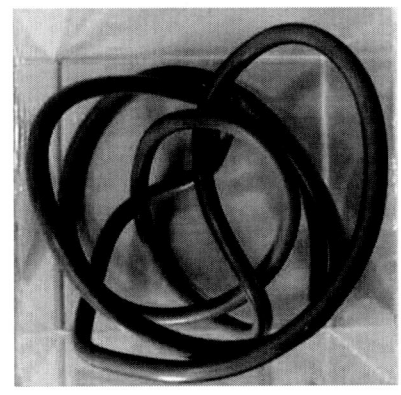   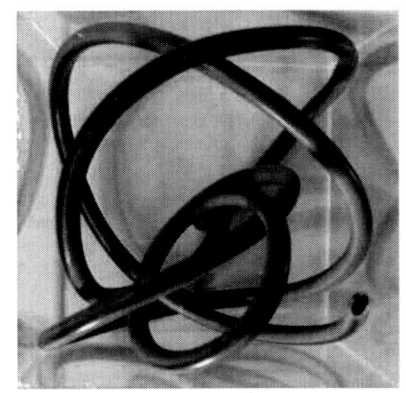

(A) r
(B) l
(C) u
(D) o
(E) h

Schwierigkeit! Die Testhersteller verwenden gerne viele Schläuche bzw. ein ganzes Schlauch-knäuel um für Verwirrung und so für mehr Schwierigkeit zu sorgen.

Tipp! Kühlen Kopf bewahren – Suchen von auffälligen, eindeutig identifizierbaren Strukturen auf beiden Fotos!

20.

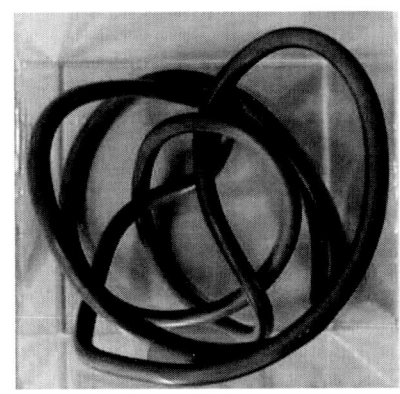   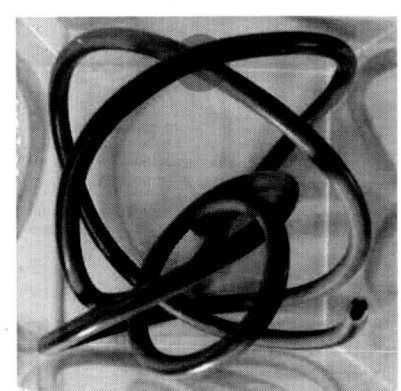

(A) r
(B) l
(C) u
(D) o
(E) h

Lösungsansatz:

Im rechten Foto fällt die Kreuzung der beiden Schläuche auf. Außer diesen beiden Schläuchen befindet sich im rechten Foto nichts im oberen Teil des Würfels. Auf dem linken Foto hingegen sieht man mehrere Schläuche und ein Schlauchende. Die Höhe bleibt also nicht gleich. Es handelt sich deshalb um eine Kippbewegung! Wenn auf dem ersten Foto die Kreuzung vorne unten ist und auf dem zweiten vorne oben, muss es sich um die Ansicht von unten handeln!

1.

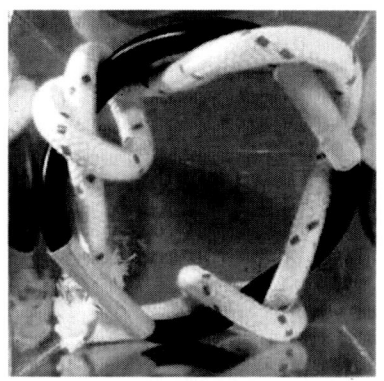

(A)　r
(B)　l
(C)　u
(D)　o
(E)　h

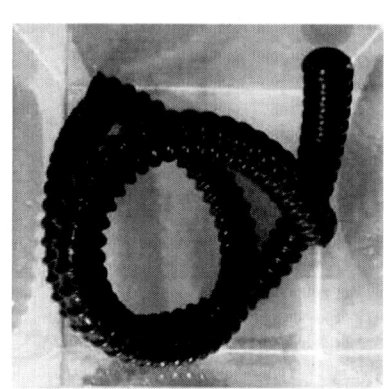

2.

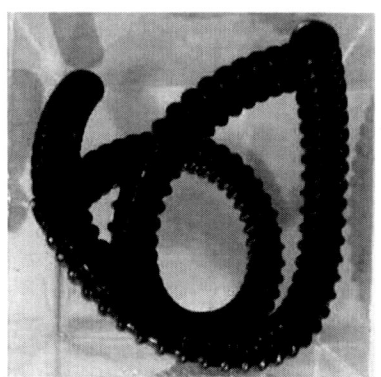

(A)　r
(B)　l
(C)　u
(D)　o
(E)　h

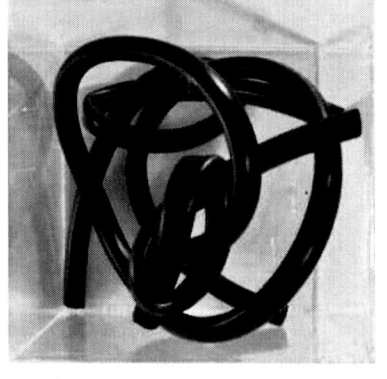

18/22
in 15
min

3.

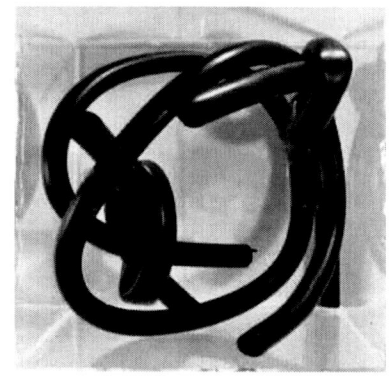

→ (A)　r
(B)　l
(C)　u
(D)　o
(E)　h

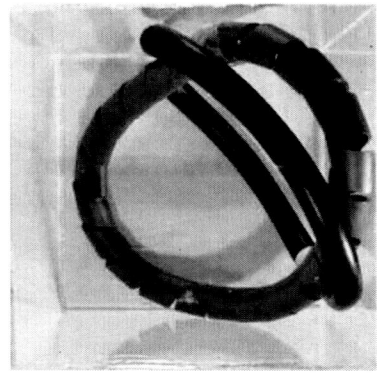

f

4.

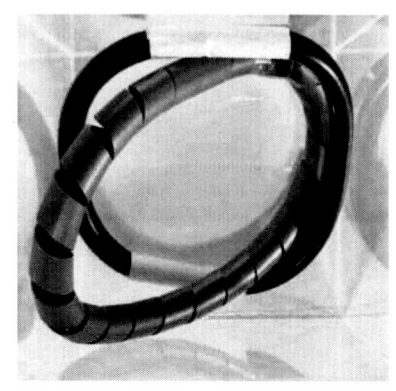

(A)　r
(B)　l
(C)　u
(D)　o
(E)　h

5.

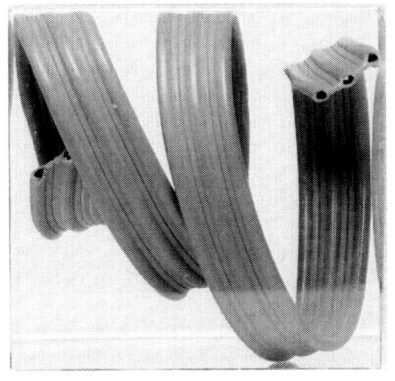 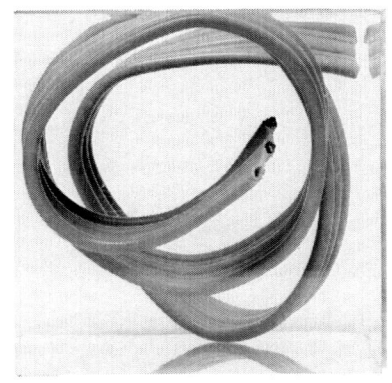

(A) r
(B) l
(C) u
(D) o
(E) h

6.

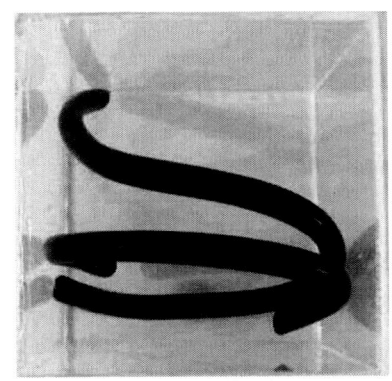 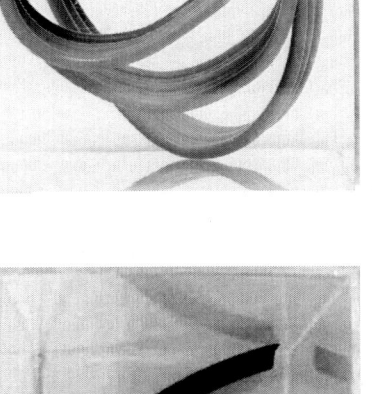 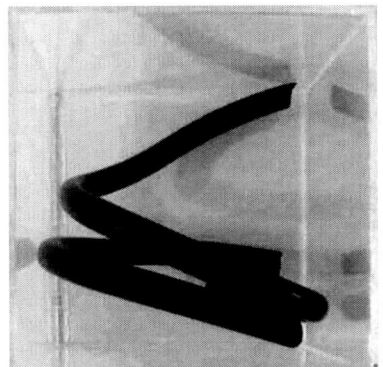

(A) r
(B) l
(C) u
(D) o
(E) h

7.

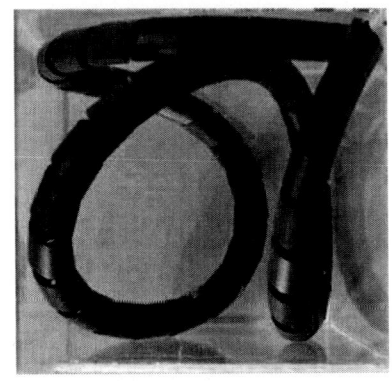 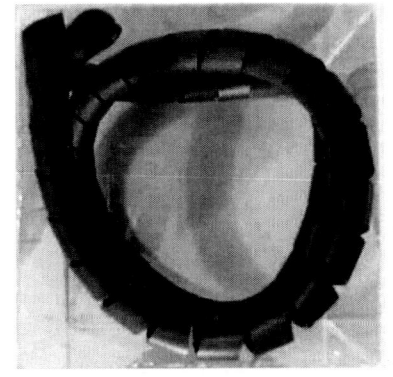

(A) r
(B) l
(C) u
(D) o
(E) h

8.

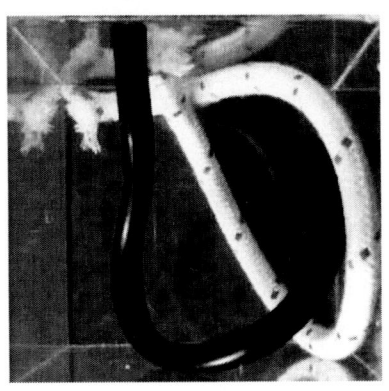 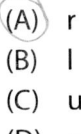 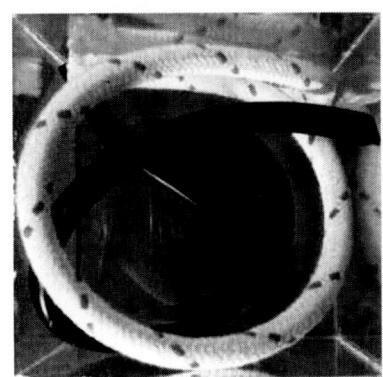

(A) r
(B) l
(C) u
(D) o
(E) h

9.

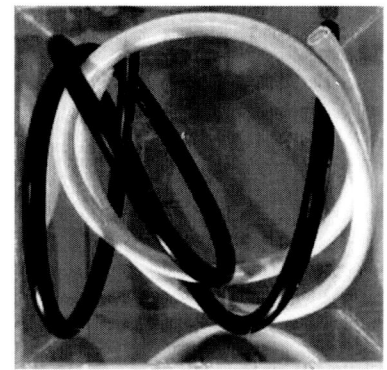

(A) r
(B) l
(C) u
(D) o
(E) h

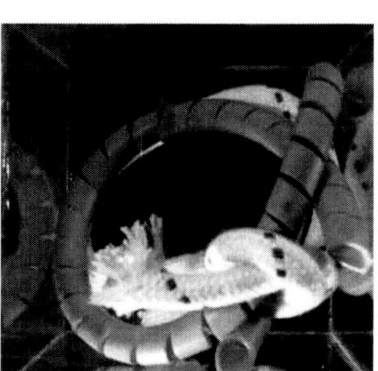

10.

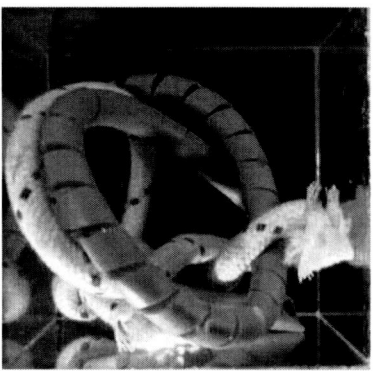

(A) r
(B) l
(C) u
(D) o
(E) h

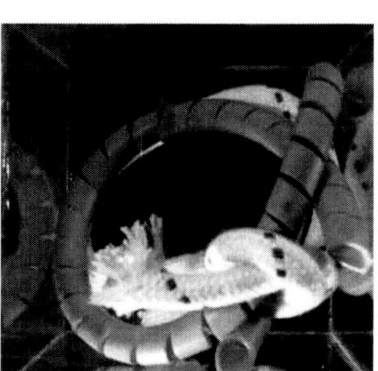

11.

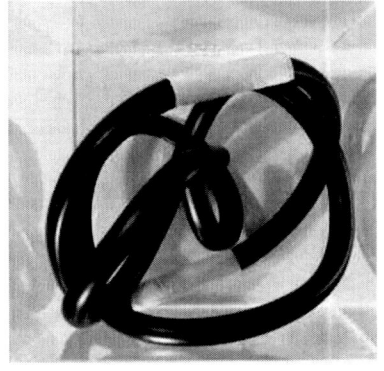

(A) r
(B) l
(C) u
(D) o
(E) h

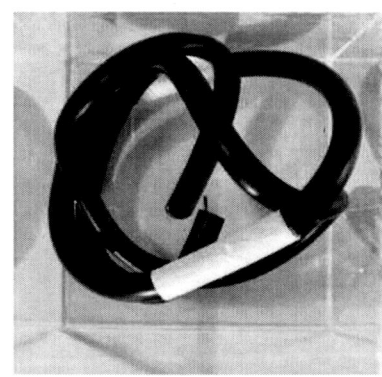

12.

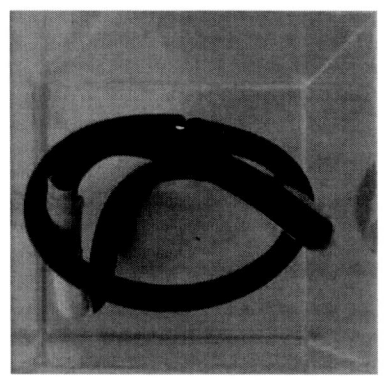

(A) r
(B) l
(C) u
(D) o
(E) h

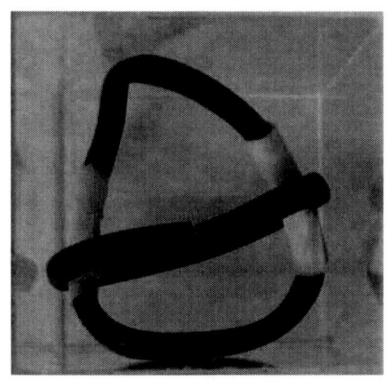

13.

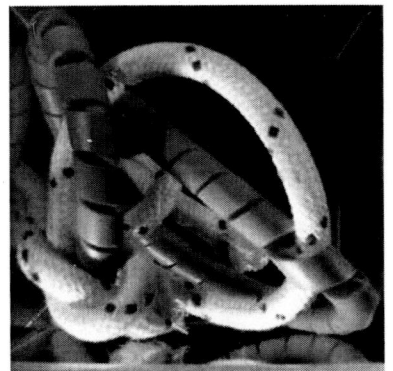

(A) r
(B) l
(C) u
(D) o
(E) h

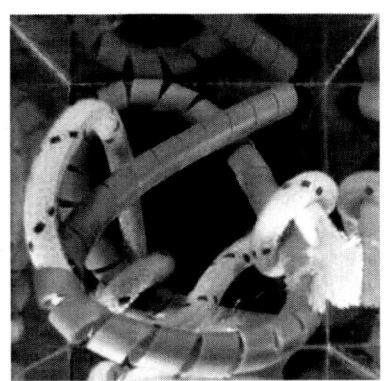

14.

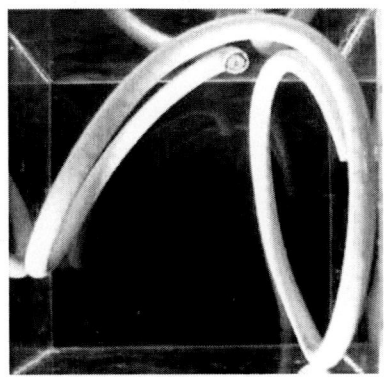

(A) r
(B) l
(C) u
(D) o
(E) h

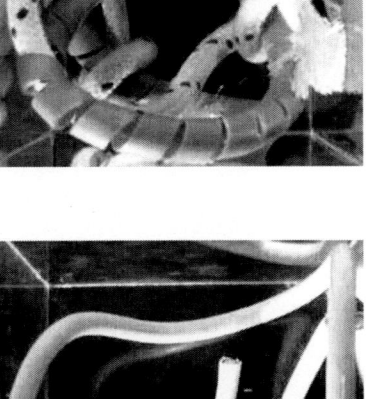

15.

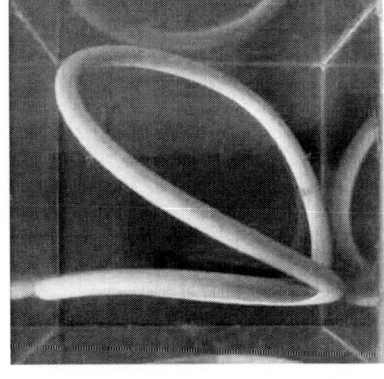

(A) r
(B) l
(C) u
(D) o
(E) h

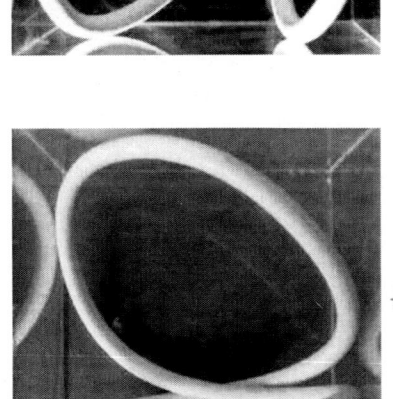

f

16.

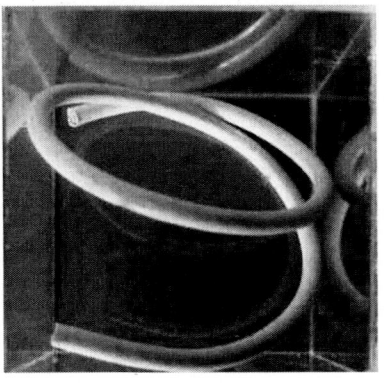

(A) r
(B) l
(C) u
(D) o
(E) h

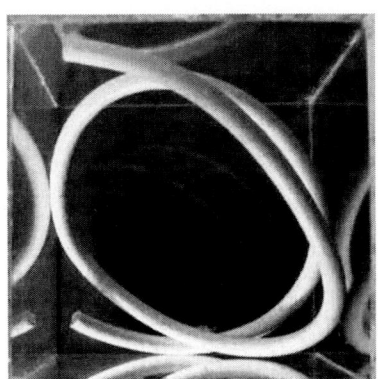

13/15

17.

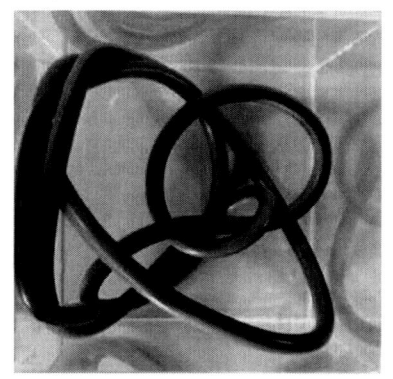 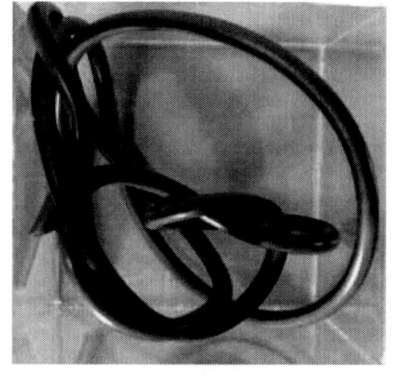

(A)   r
(B)   l
(C)   u
(D)   o
(E)   h

18.

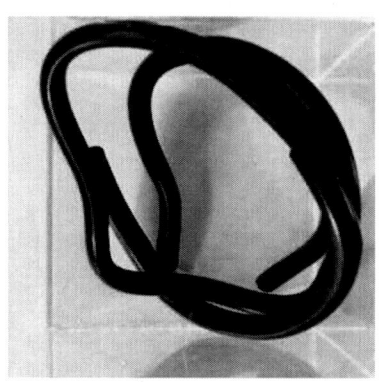 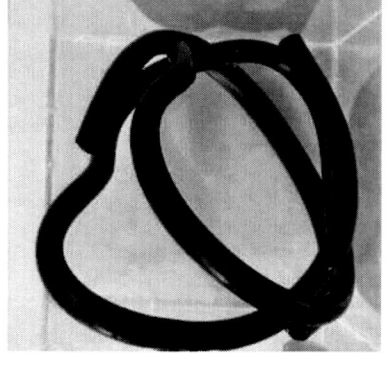

(A)   r
(B)   l
(C)   u
(D)   o
(E)   h

19.

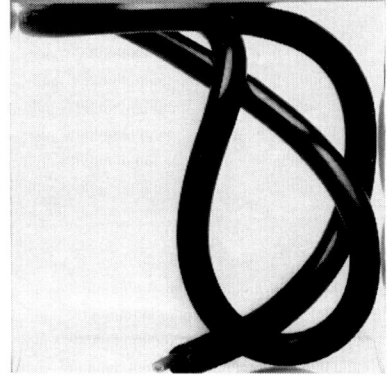 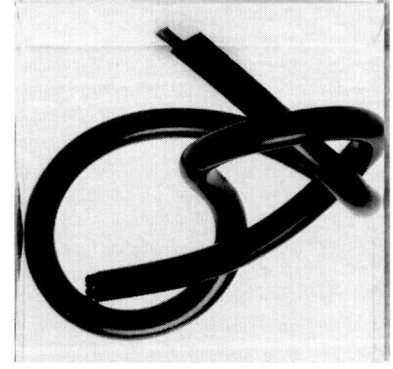

(A)   r
(B)   l
(C)   u
(D)   o
(E)   h

20.

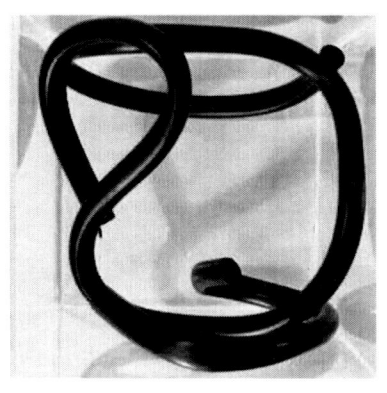 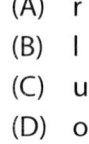 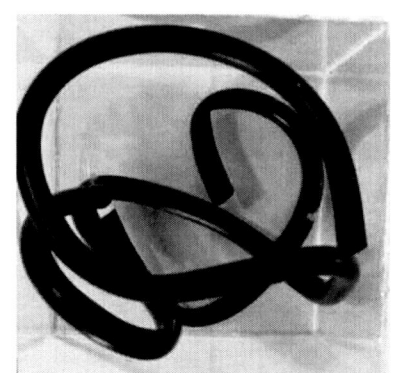

(A)   r
(B)   l
(C)   u
(D)   o
(E)   h

LÖSUNGSANSATZ ZU ÜBUNG 7

12.

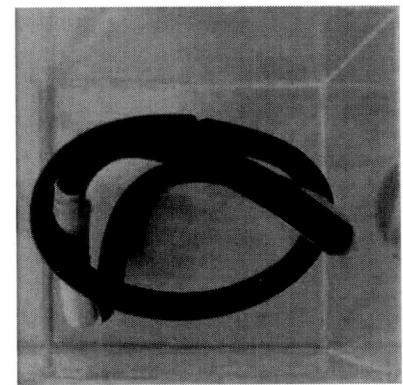   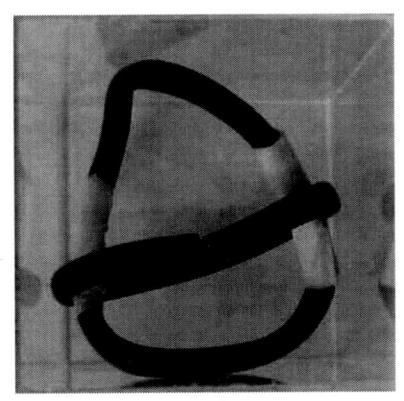

(A) r
(B) l
(C) u
(D) o
(E) h

! Schwierigkeit! Der Teufel steckt im Detail!

! Tipp! Orientiere Dich statt der Schlauchenden an anderen Strukturen, wie z.B. Unterbrechungen.

12.

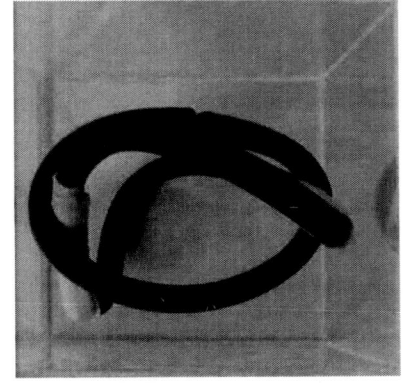   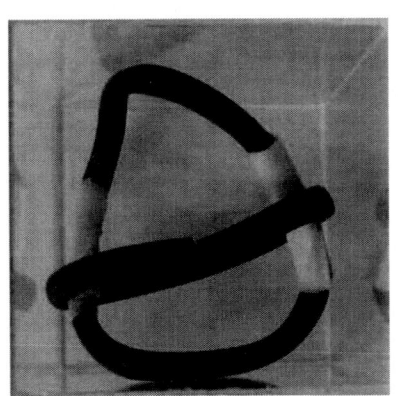

(A) r
(B) l
(C) u
(D) o
(E) h

Lösungsansatz:

Wieder einmal ist schnell klar, dass es sich um eine Kippbewegung handelt. Die Meisten werden sofort die Unterbrechung des Rings erkannt haben und instinktiv die richtige Antwort (D) angekreuzt haben. Dies ist aber nur möglich, wenn man die Unterbrechung auf dem ersten Foto erkannt und auf dem zweiten Foto wieder richtig zuordnen konnte. Sie liegt auf dem zweiten Foto vor dem eierförmigen Ring. Falls Du die Unterbrechung nicht erkennst, markiere die Aufgabe am Rand und schreite zur Nächsten. Sollte am Ende noch Zeit sein, kannst Du Dich nochmal mit der Aufgabe befassen. Verschwende nicht zu viel Zeit mit einer Aufgabe! Jede ist nur einen Punkt wert!

1.

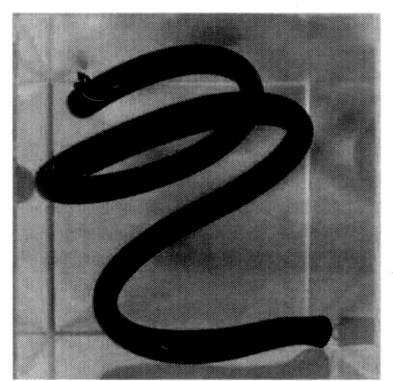 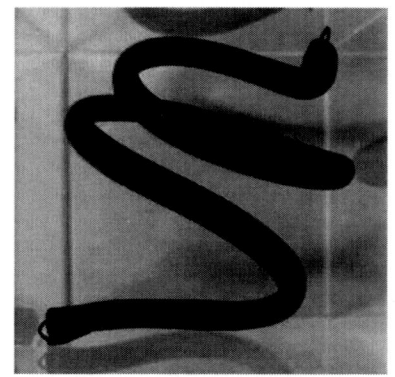

(A) r
(B) l
(C) u
(D) o
(E) h

2.

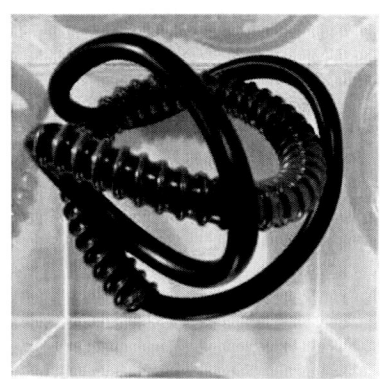 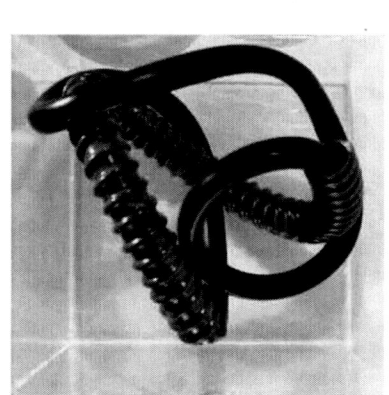

(A) r
(B) l
(C) u
(D) o
(E) h

3.

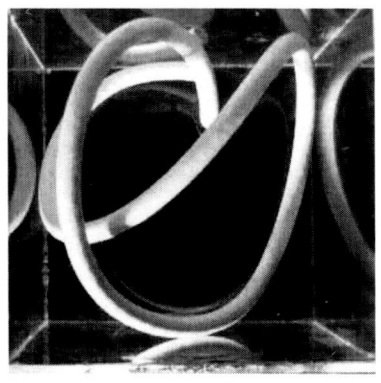 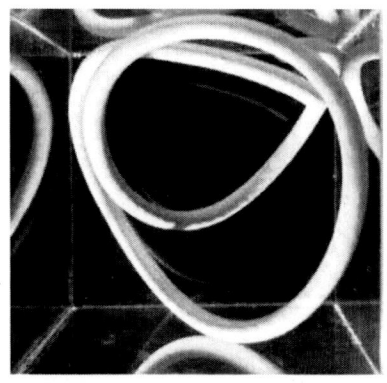

(A) r
(B) l
(C) u
(D) o
(E) h

4.

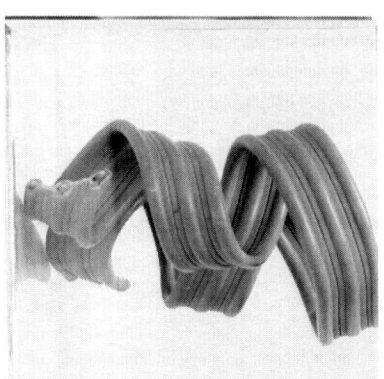 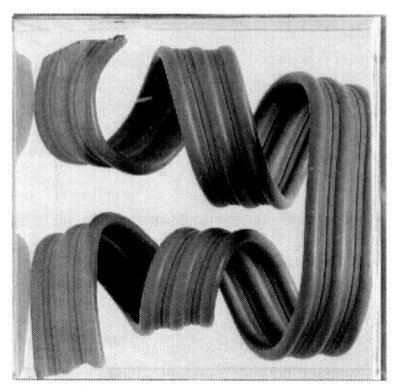

(A) r
(B) l
(C) u
(D) o
(E) h

5.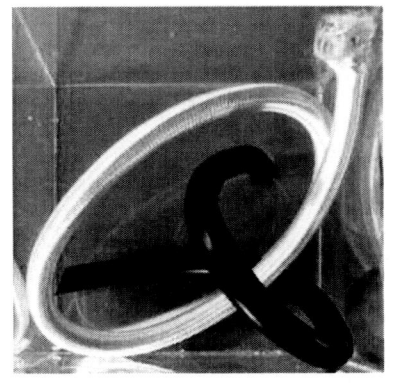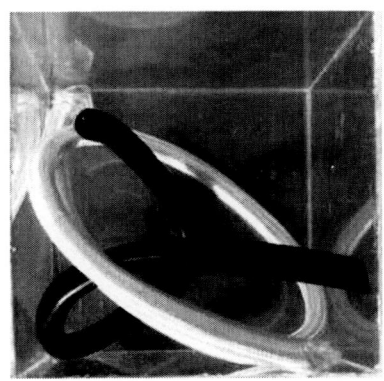

(A) r
(B) l
(C) u
(D) o
(E) h

6.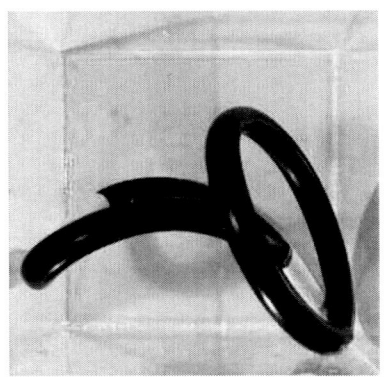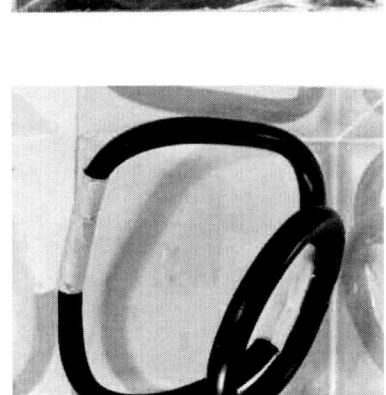

(A) r
(B) l
(C) u
(D) o
(E) h

7.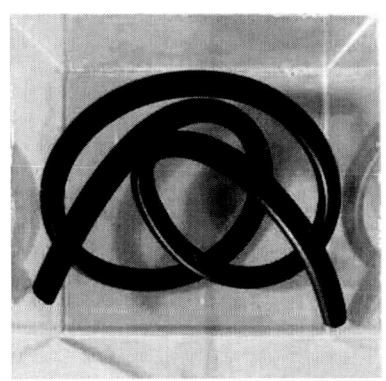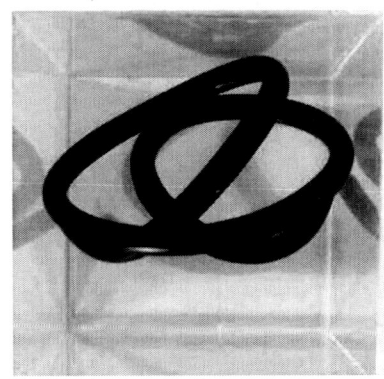

(A) r
(B) l
(C) u
(D) o
(E) h

8.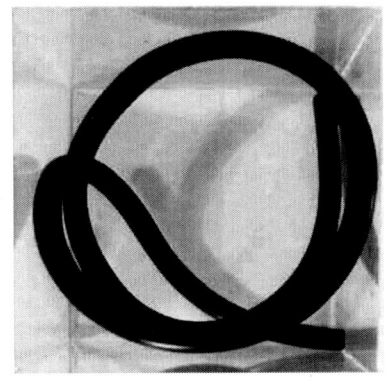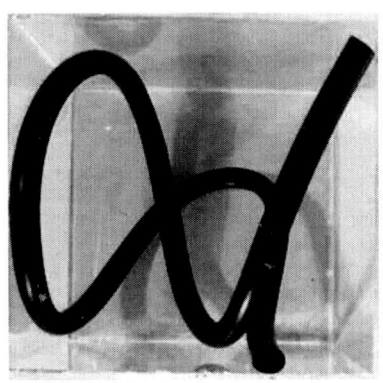

(A) r
(B) l
(C) u
(D) o
(E) h

9.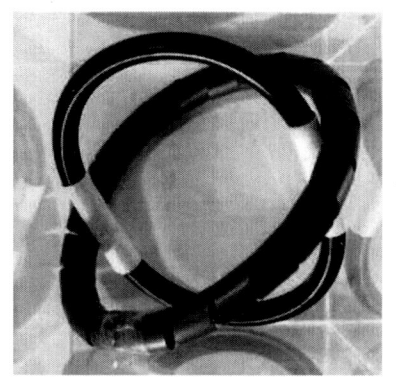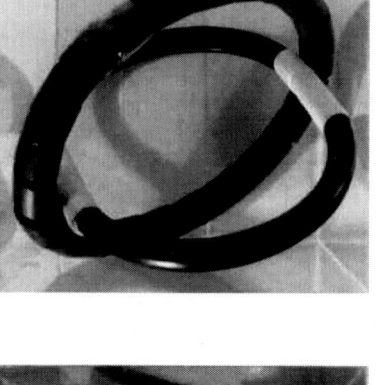

(A) r
(B) l
(C) u
(D) o
(E) h

10.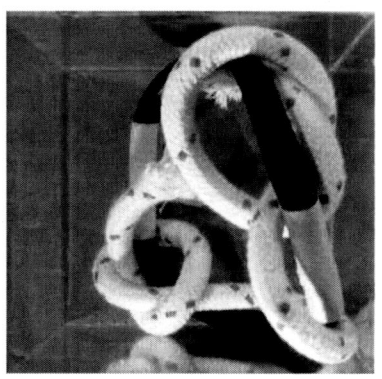

(A) r
(B) l
(C) u
(D) o
(E) h

11.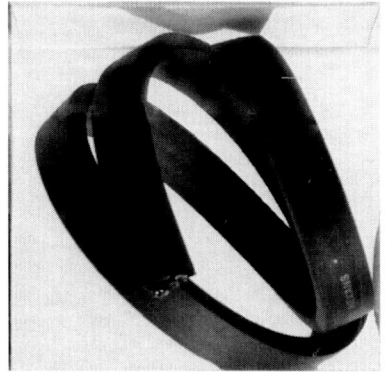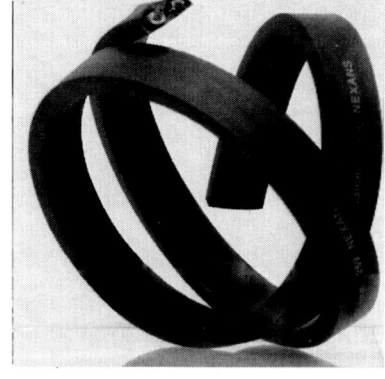

(A) r
(B) l
(C) u
(D) o
(E) h

12.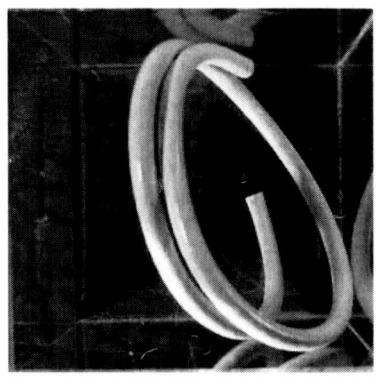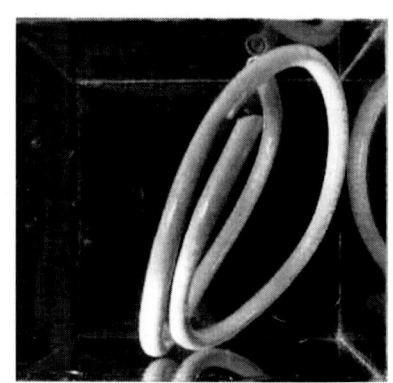

(A) r
(B) l
(C) u
(D) o
(E) h

13.

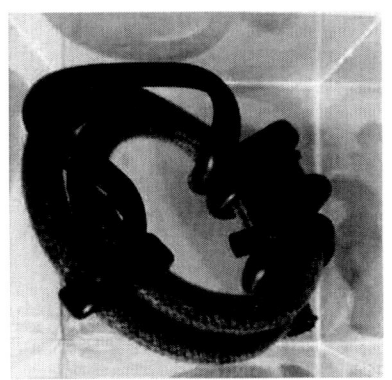 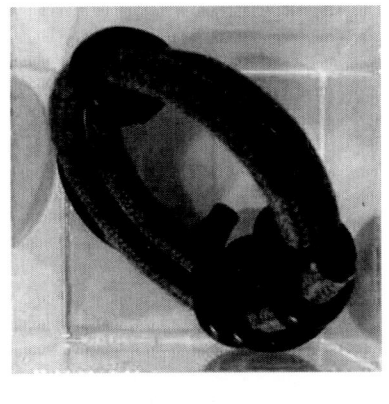

(A) r
(B) l
(C) u
(D) o
(E) h

14.

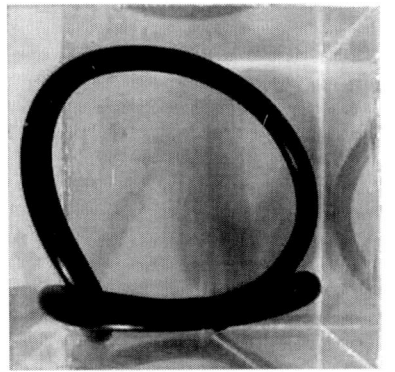 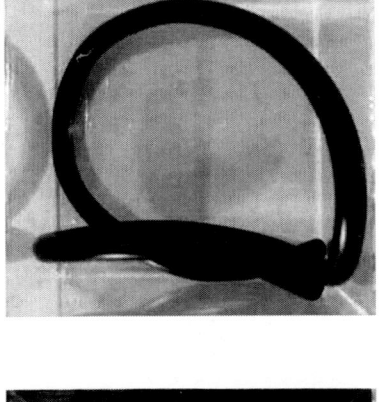

(A) r
(B) l
(C) u
(D) o
(E) h

15.

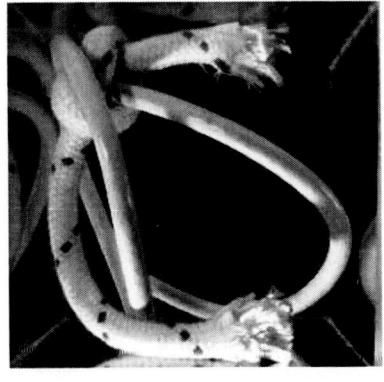 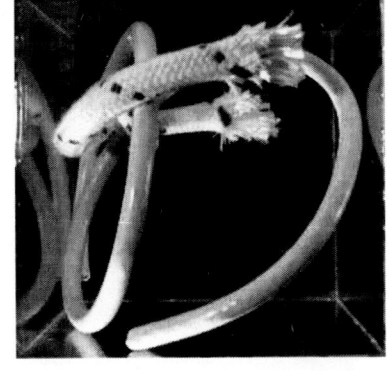

(A) r
(B) l
(C) u
(D) o
(E) h

16.

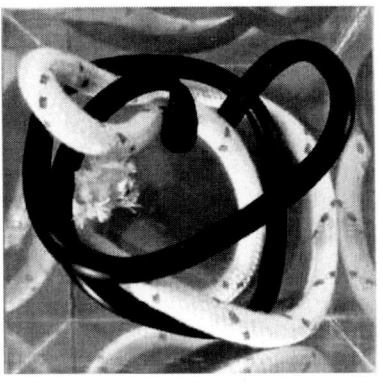 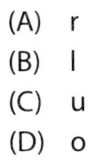 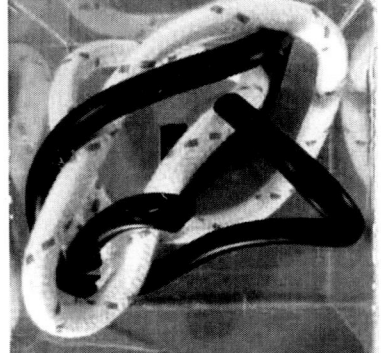

(A) r
(B) l
(C) u
(D) o
(E) h

17.

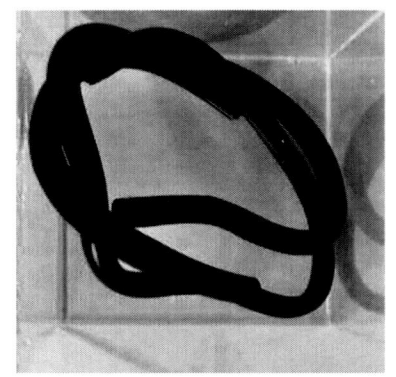 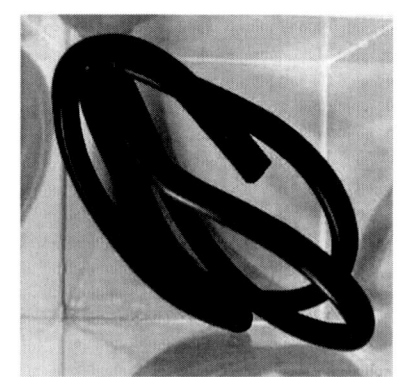

(A) r
(B) l
(C) u
(D) o
(E) h

18.

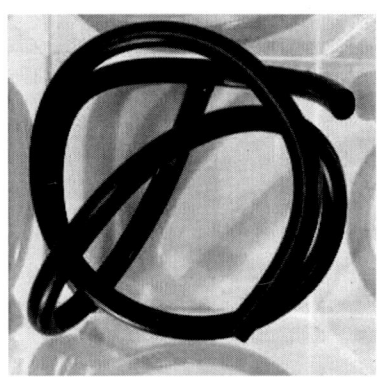 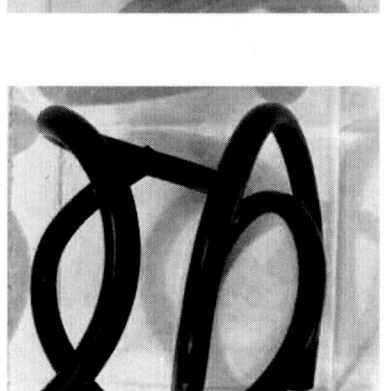

(A) r
(B) l
(C) u
(D) o
(E) h

19.

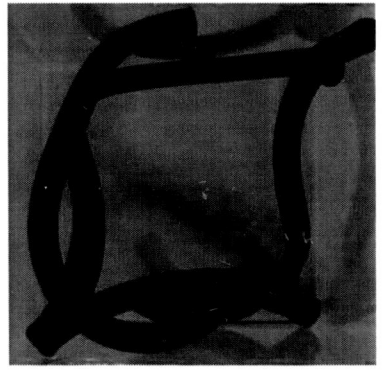 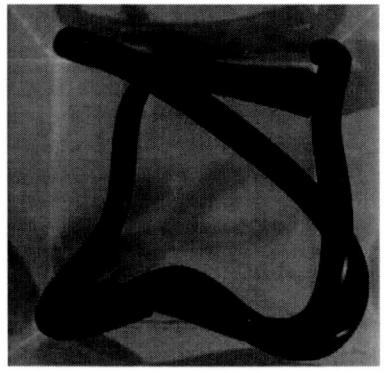

(A) r
(B) l
(C) u
(D) o
(E) h

20.

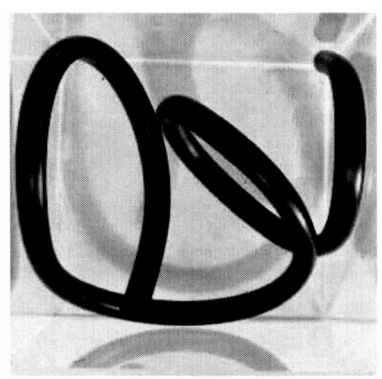 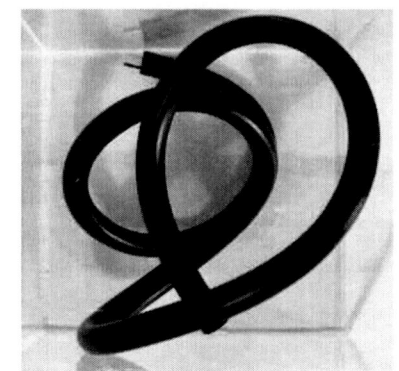

(A) r
(B) l
(C) u
(D) o
(E) h

14.

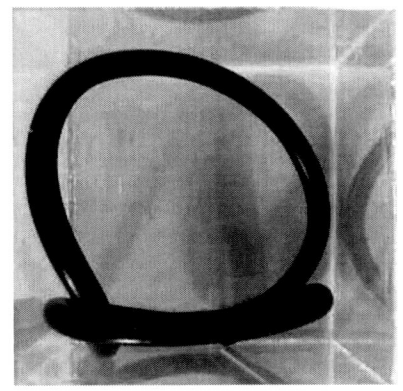

(A)   r
(B)   l
(C)   u
(D)   o
(E)   h

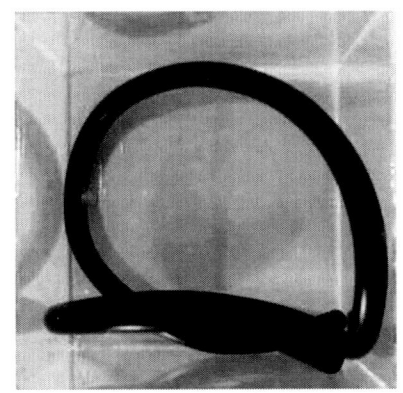

Schwierigkeit! Schau besser zweimal hin! Mehrere Ansichten ähneln sich stark.

14.

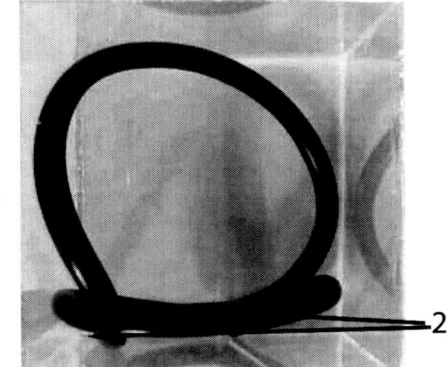

(A)   r   1)
(B)   l
(C)   u
(D)   o
(E)   h

2)

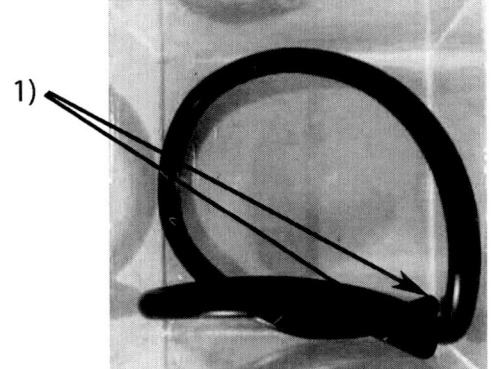

Lösungsansatz:

Auf den ersten Blick handelt es sich um die Ansicht von hinten. Das ist aber falsch! Auf dem rechten Foto 1) kennst Du die zwei Schlauchenden erkennen, die nach rechts zeigen. Diese müssten auf dem linken Foto 2) nach links zeigen. Da dies nicht der Fall ist muss es eine andere Ansicht sein.
Auf dem linken Foto sind keine Schlauchenden zu sehen. Sie befinden sich versteckt im hinteren Teil des Würfels. Auf dem rechten Foto sind sie auf der rechten Seite zu sehen.

Richtig ist deshalb die Ansicht von rechts.

(Selbst den Autoren dieses Buches bereitet diese Aufgabe große Kopfschmerzen)

1.

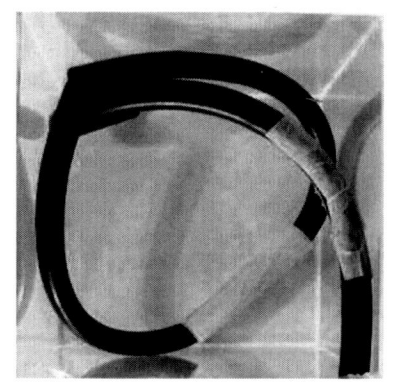

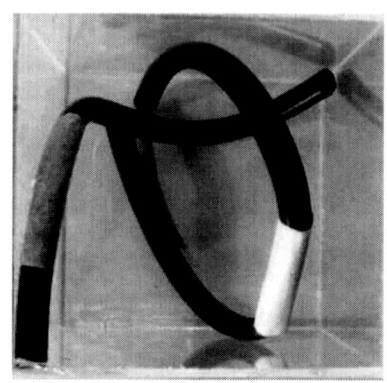

(A) r
(B) l
(C) u
(D) o
(E) h

2.

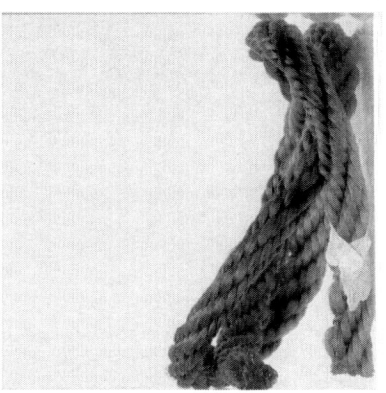

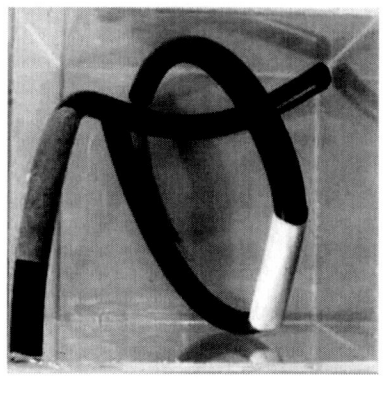

(A) r
(B) l
(C) u
(D) o
(E) h

3.

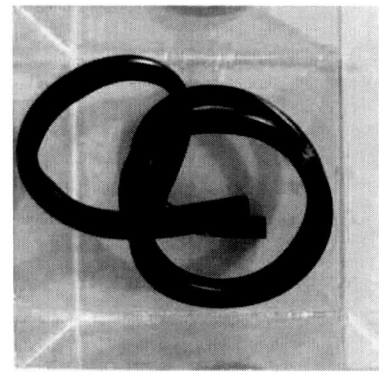

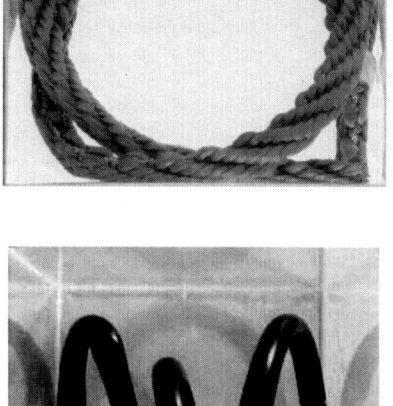

(A) r
(B) l
(C) u
(D) o
(E) h

4.

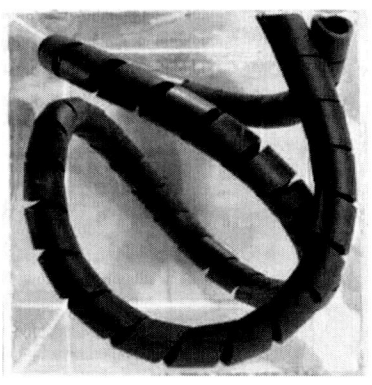

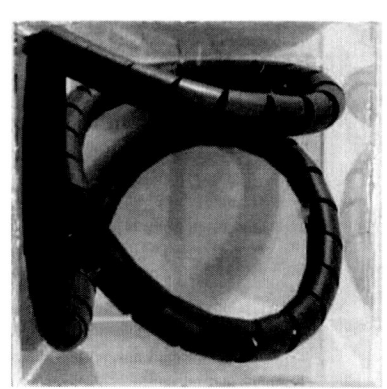

(A) r
(B) l
(C) u
(D) o
(E) h

5.

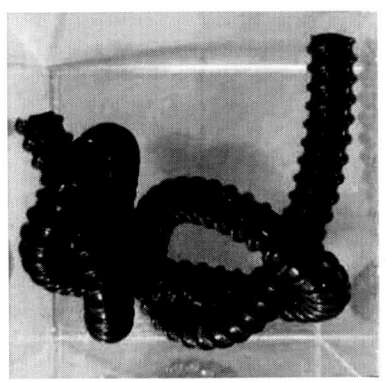

(A) r
(B) l
(C) u
(D) o
(E) h

6.

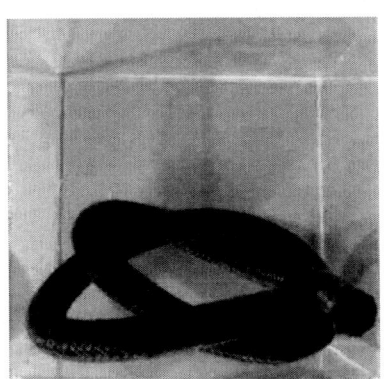
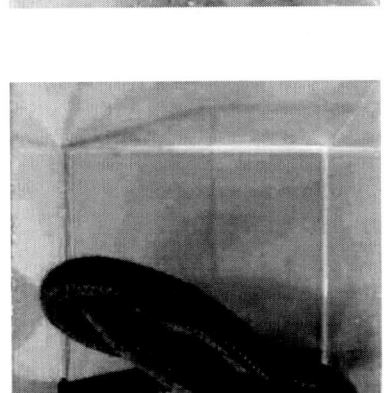

(A) r
(B) l
(C) u
(D) o
(E) h

7.

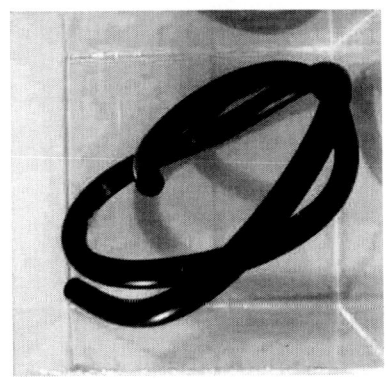
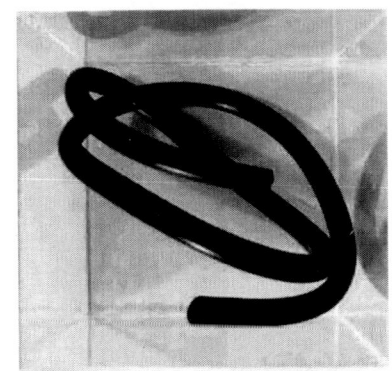

(A) r
(B) l
(C) u
(D) o
(E) h

8.

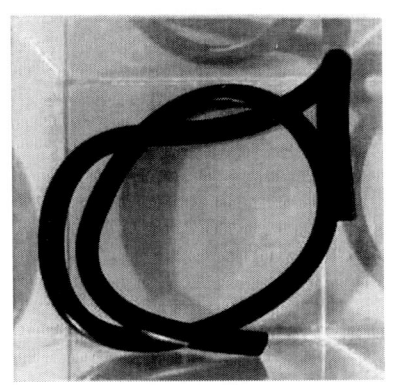
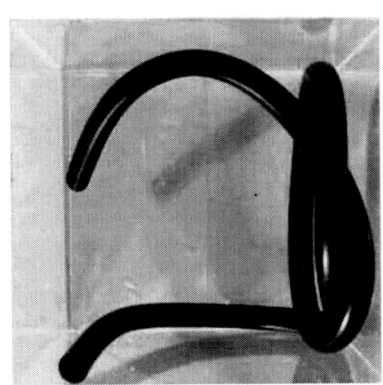

(A) r
(B) l
(C) u
(D) o
(E) h

9.

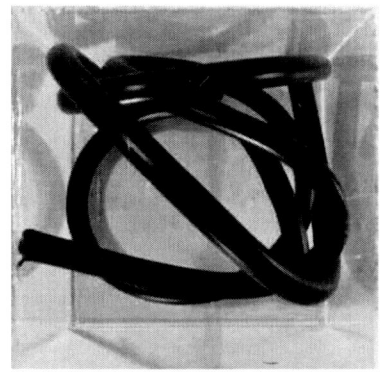 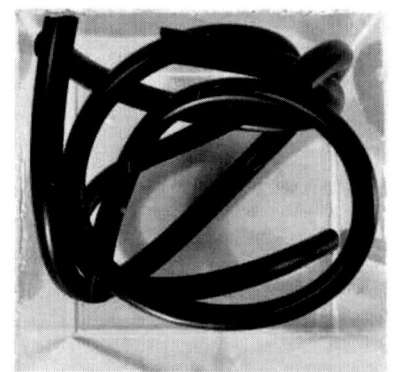

(A) r
(B) l
(C) u
(D) o
(E) h

10.

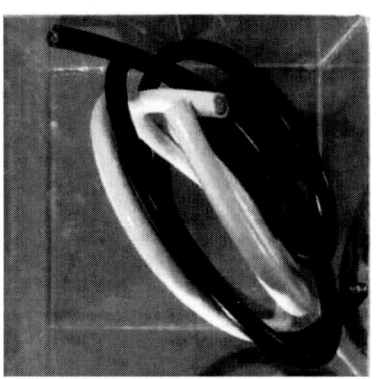 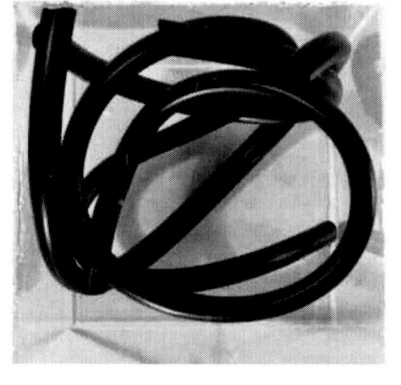

(A) r
(B) l
(C) u
(D) o
(E) h

11.

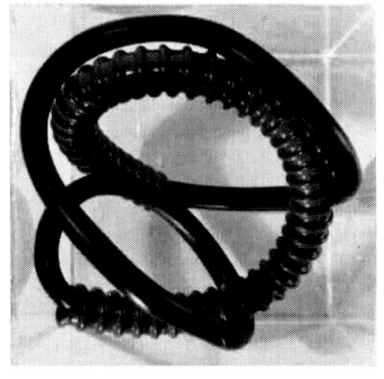 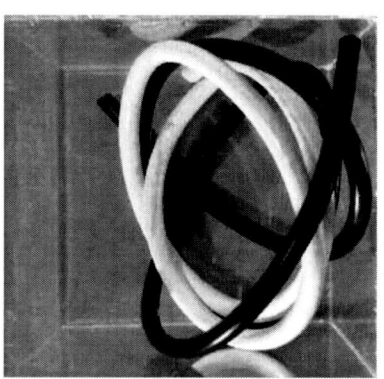

(A) r
(B) l
(C) u
(D) o
(E) h

12.

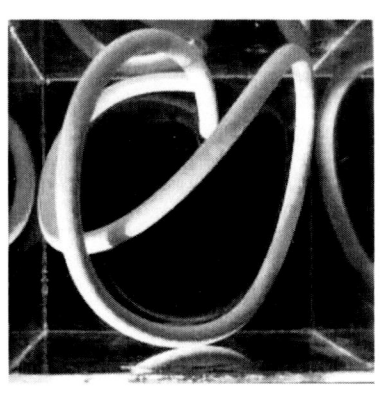   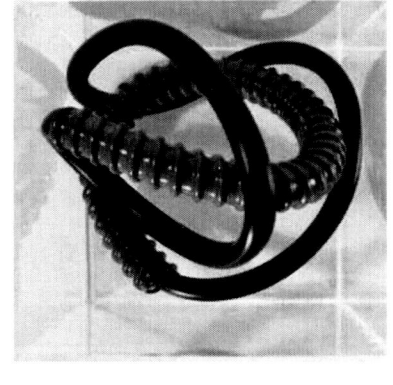 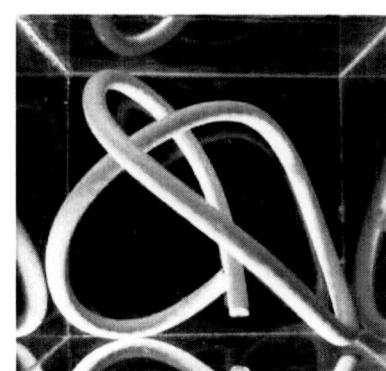

(A) r
(B) l
(C) u
(D) o
(E) h

13.

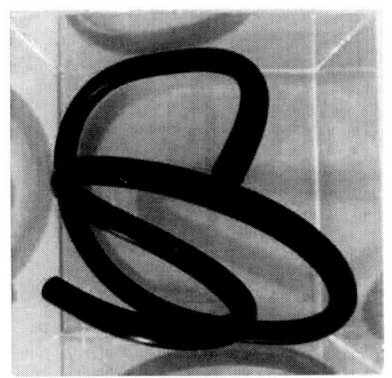
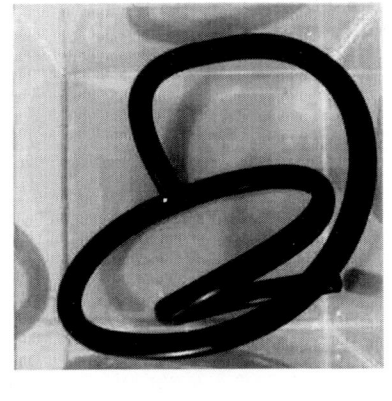

(A) r
(B) l
(C) u
(D) o
(E) h

14.

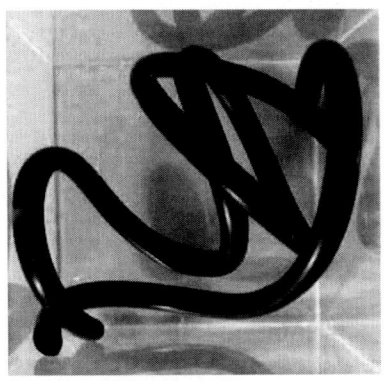
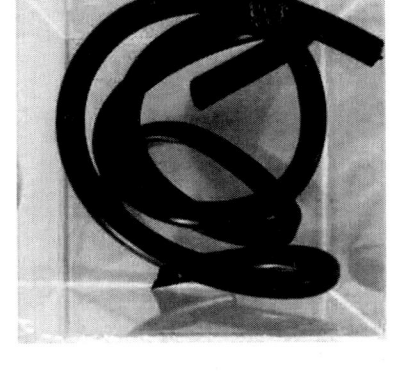

(A) r
(B) l
(C) u
(D) o
(E) h

15.

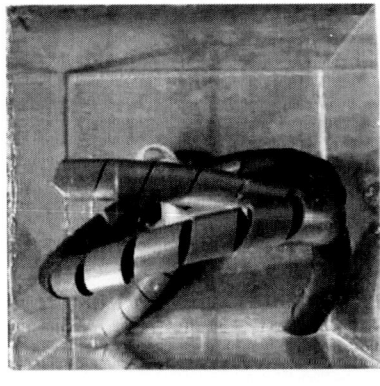
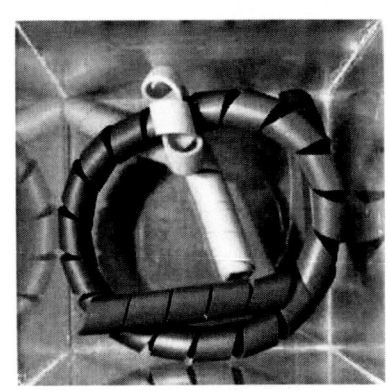

(A) r
(B) l
(C) u
(D) o
(E) h

16.

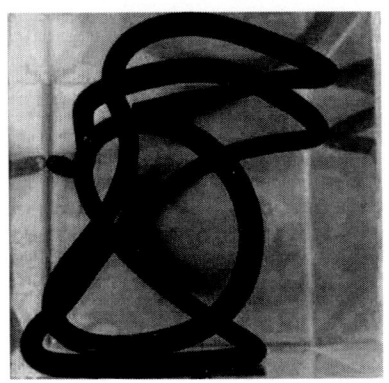
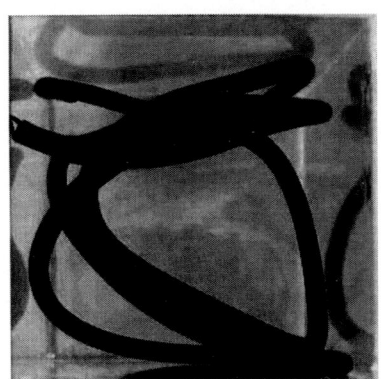

(A) r
(B) l
(C) u
(D) o
(E) h

17.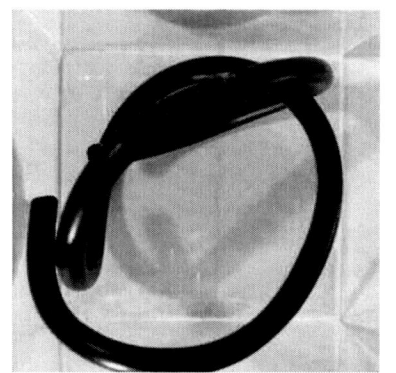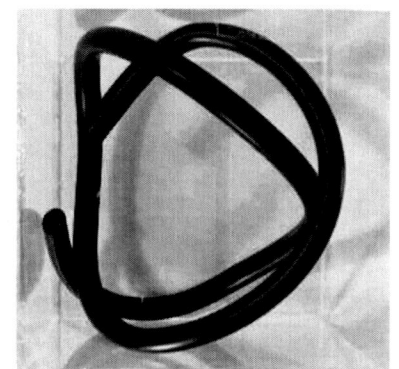

(A) r
(B) l
(C) u
(D) o
(E) h

18.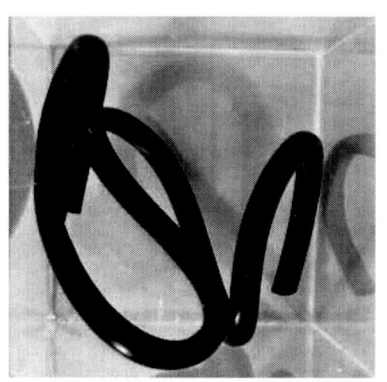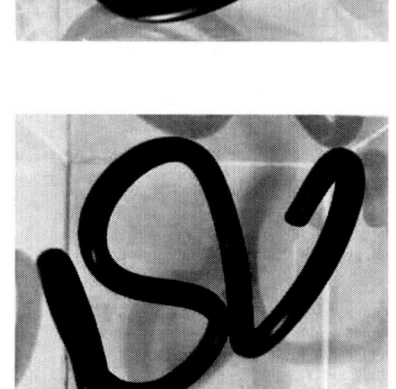

(A) r
(B) l
(C) u
(D) o
(E) h

19.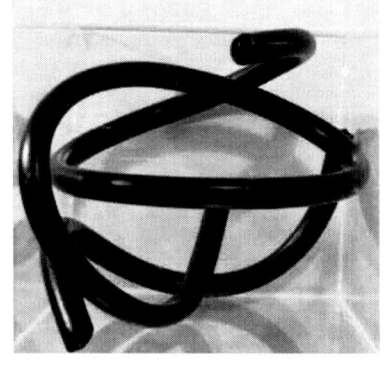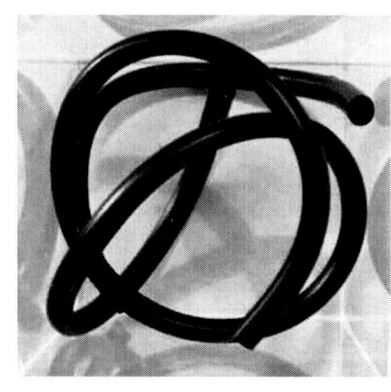

(A) r
(B) l
(C) u
(D) o
(E) h

20.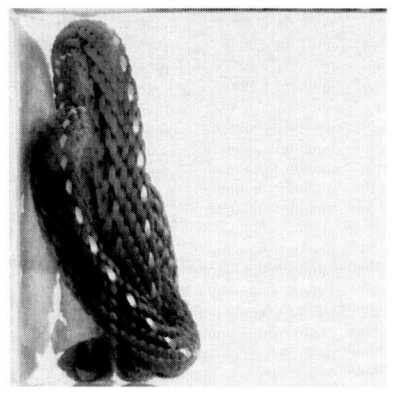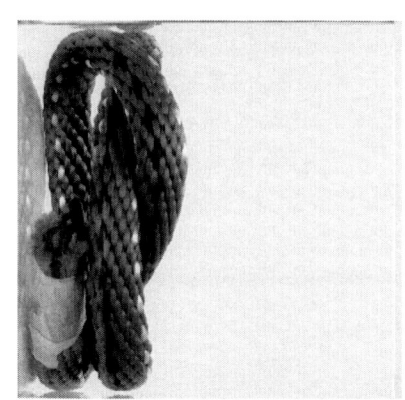

(A) r
(B) l
(C) u
(D) o
(E) h

LÖSUNGSANSATZ ZU ÜBUNG 9

11.

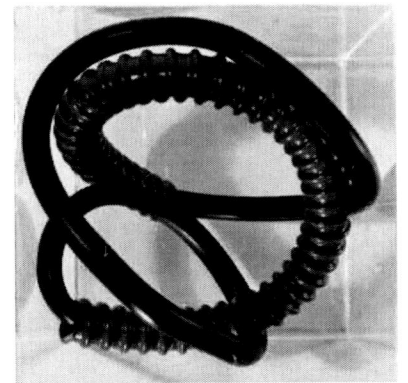

(A) r
(B) l
(C) u
(D) o
(E) h

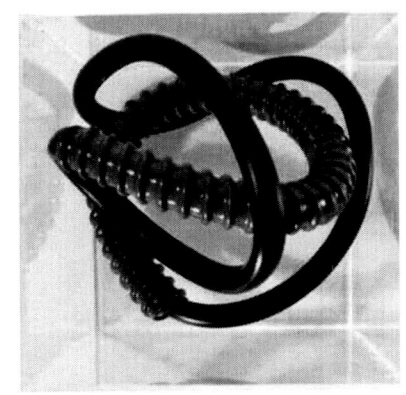

Schwierigkeit! Die Ansichten links und von unten sehen sich ähnlich.

11.

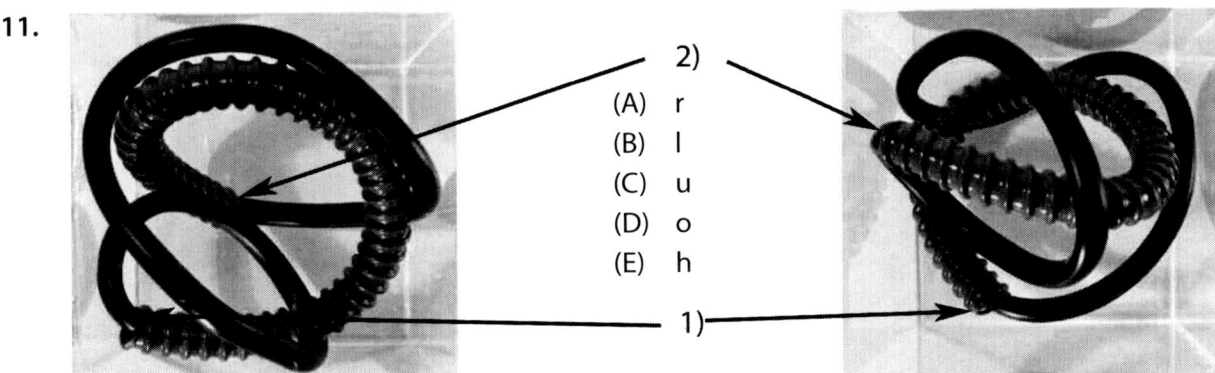

Lösungsansatz:

Auf den ersten Blick könntest Du hier denken, dass die Höhen bleiben gleich bleiben(siehe 1)). Achtet man nur auf das Ende (siehe 2)), würde man vermutlich zur Ansicht von links tendieren. Für alle, die es aber richtig gemacht haben: Gratulation! Die Richtige Antwort ist natürlich die Antwort (C), die Ansicht von unten!

1.

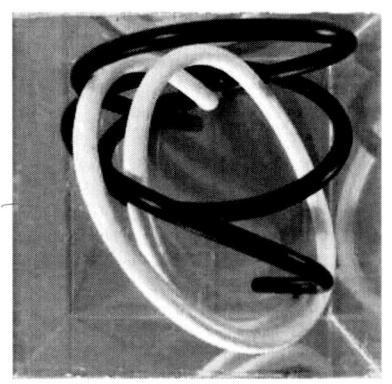

(A) r
(B) l
(C) u
(D) o
(E) h

2.

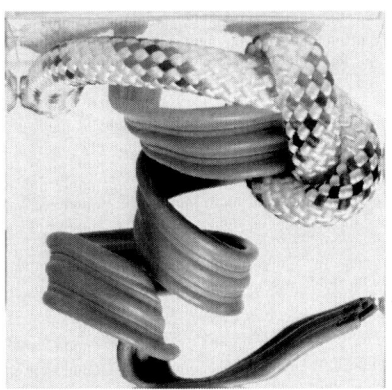
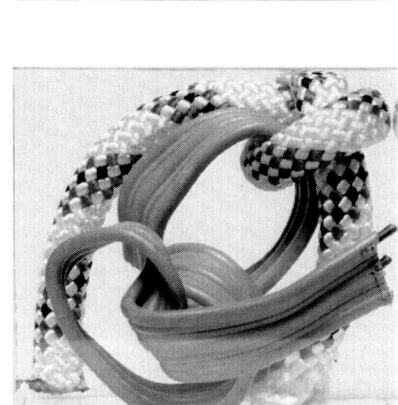

(A) r
(B) l
(C) u
(D) o
(E) h

3.

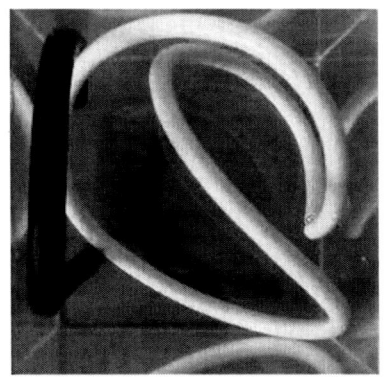
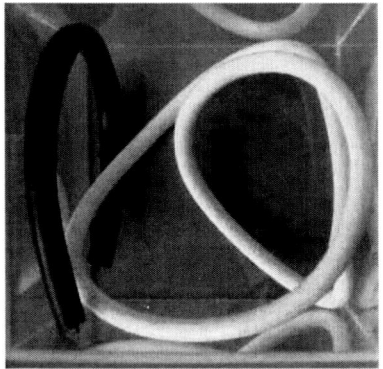

(A) r
(B) l
(C) u
(D) o
(E) h

4.

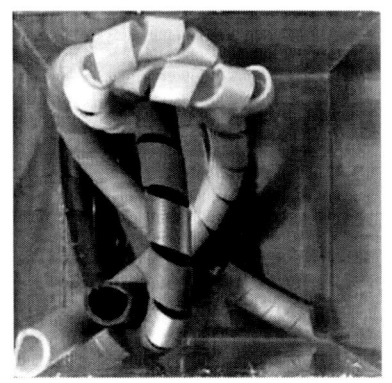
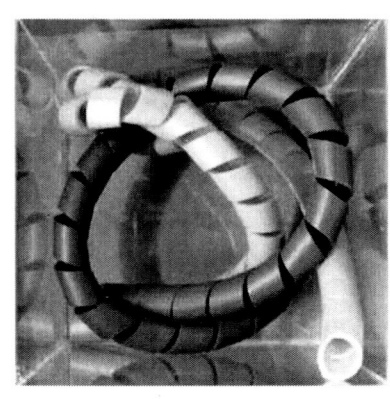

(A) r
(B) l
(C) u
(D) o
(E) h

5.

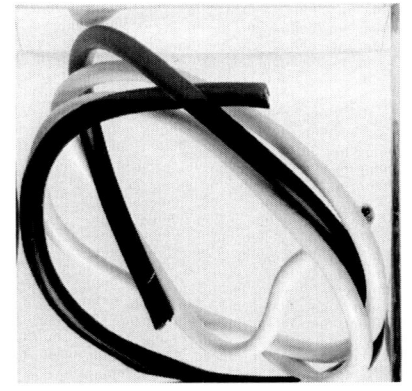 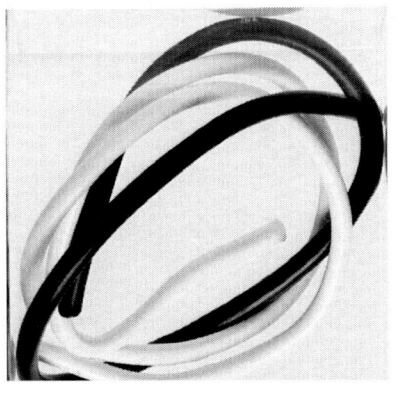

(A) r
(B) l
(C) u
(D) o
(E) h

6.

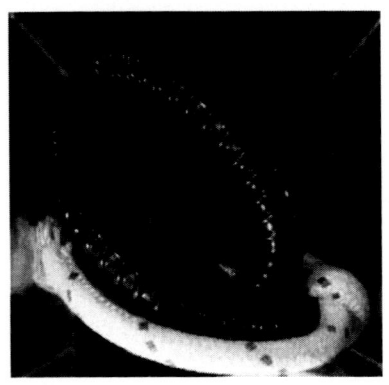 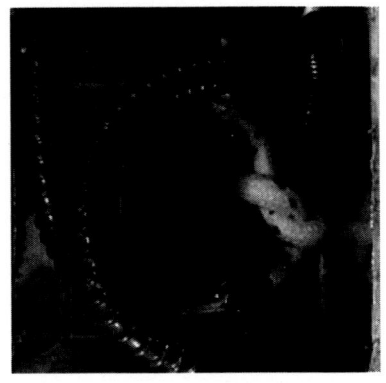

(A) r
(B) l
(C) u
(D) o
(E) h

7.

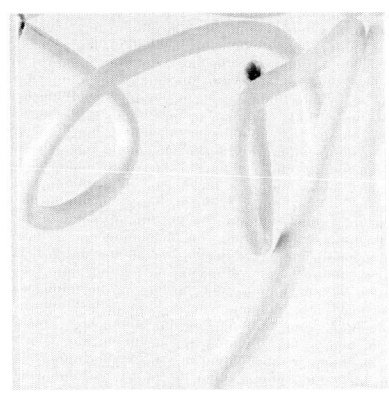 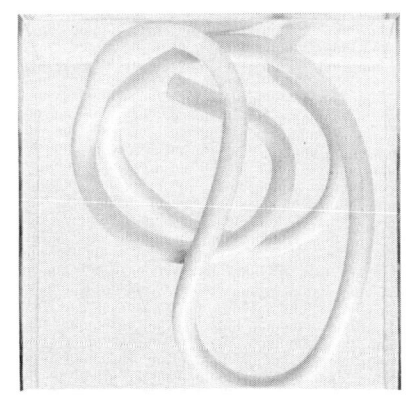

(A) r
(B) l
(C) u
(D) o
(E) h

8.

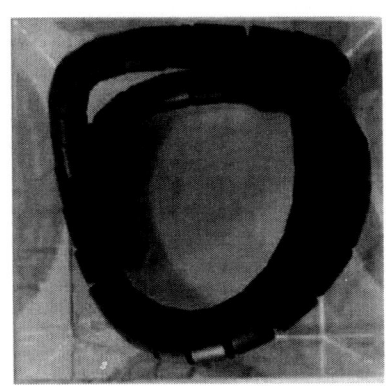 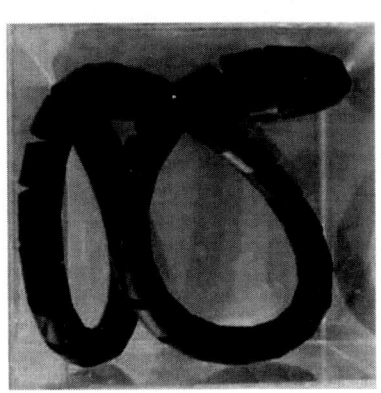

(A) r
(B) l
(C) u
(D) o
(E) h

9.

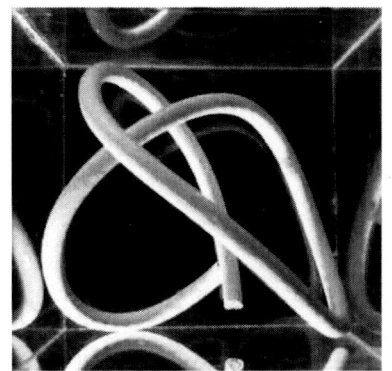

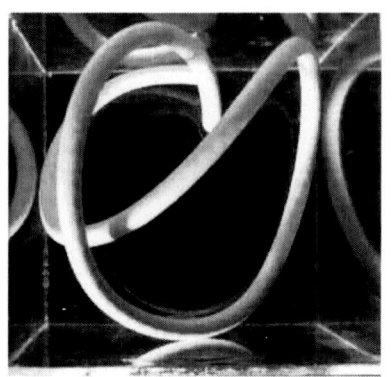

(A) r
(B) l
(C) u
(D) o
(E) h

10.

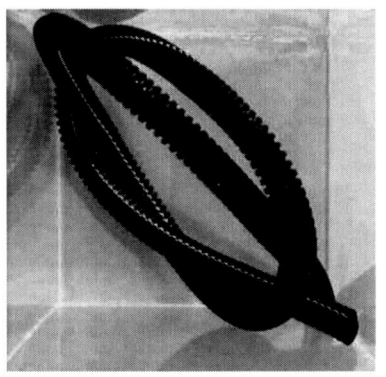

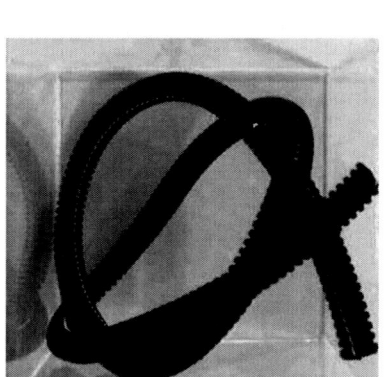

(A) r
(B) l
(C) u
(D) o
(E) h

11.

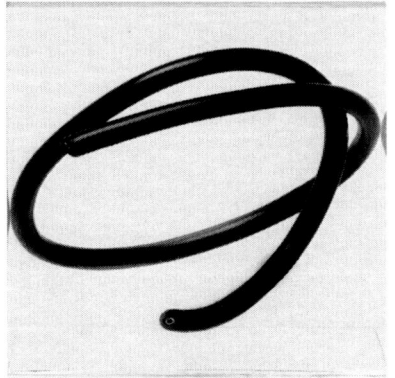

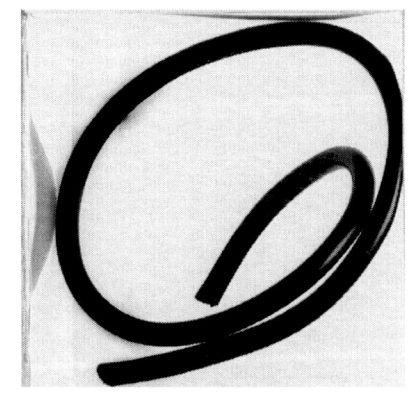

(A) r
(B) l
(C) u
(D) o
(E) h

12.

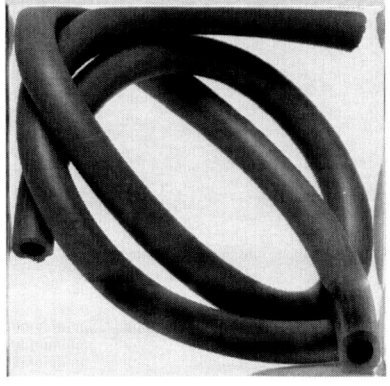

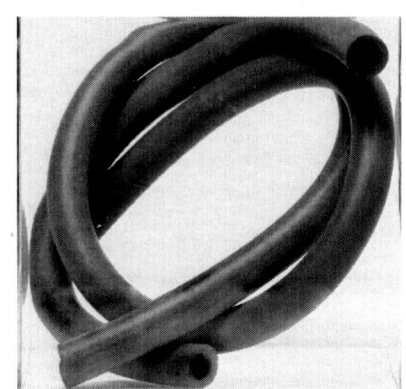

(A) r
(B) l
(C) u
(D) o
(E) h

13.

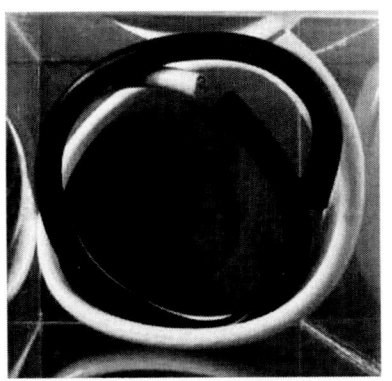
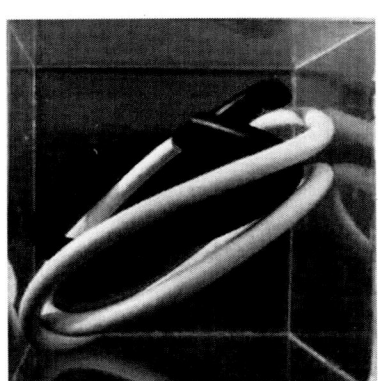

(A) r
(B) l
(C) u
(D) o
(E) h

14.

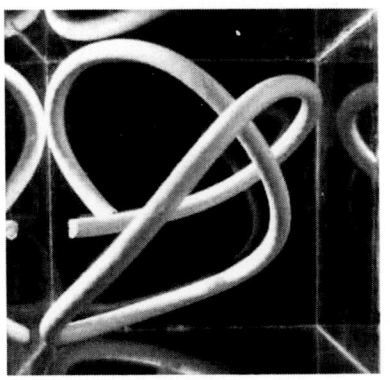
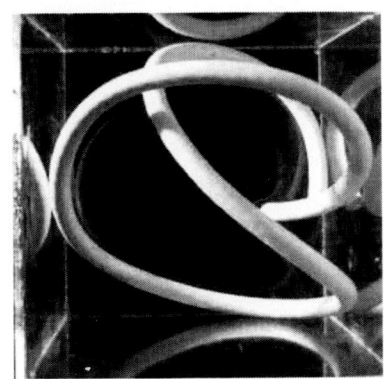

(A) r
(B) l
(C) u
(D) o
(E) h

15.

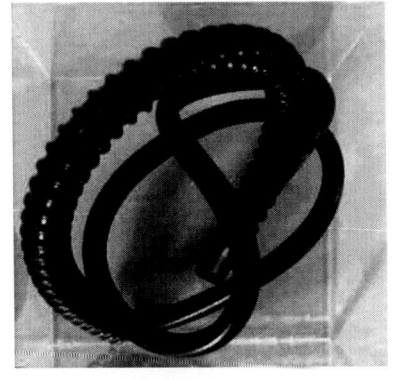
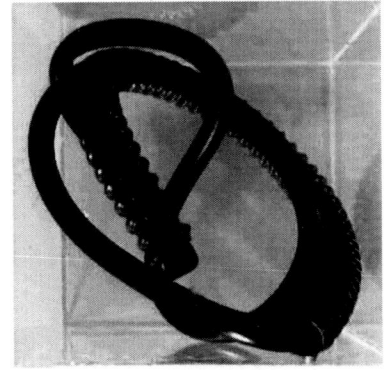

(A) r
(B) l
(C) u
(D) o
(E) h

16.

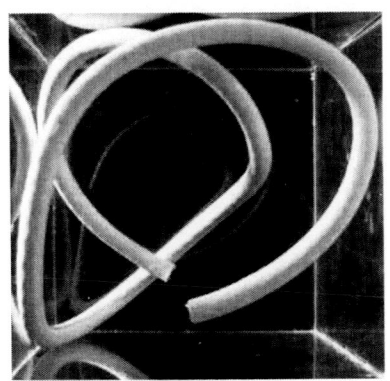
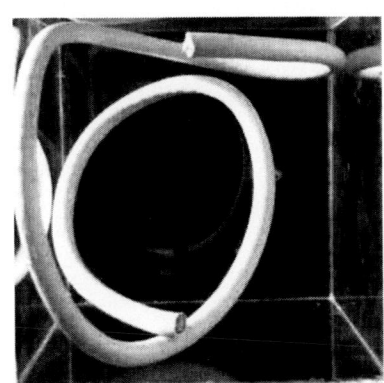

(A) r
(B) l
(C) u
(D) o
(E) h

17.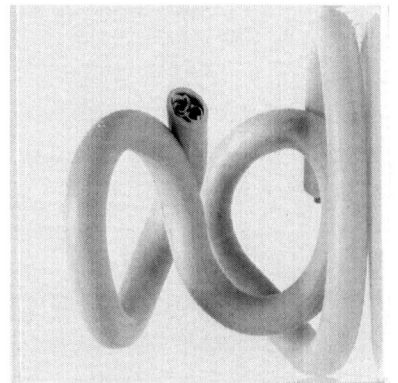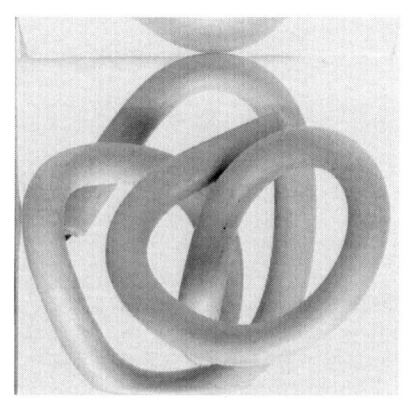

(A)   r
(B)   l
(C)   u
(D)   o
(E)   h

18.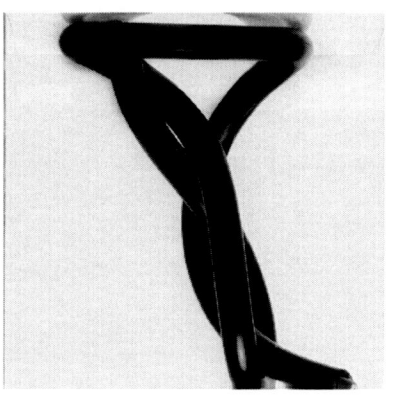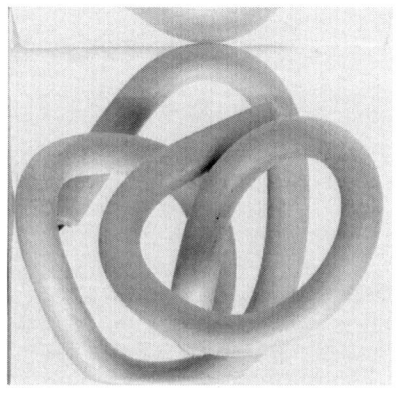

(A)   r
(B)   l
(C)   u
(D)   o
(E)   h

19.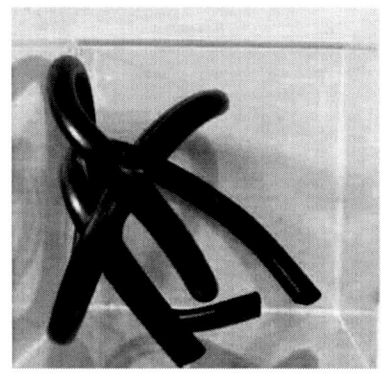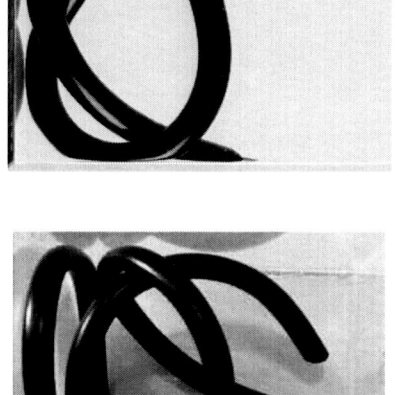

(A)   r
(B)   l
(C)   u
(D)   o
(E)   h

20.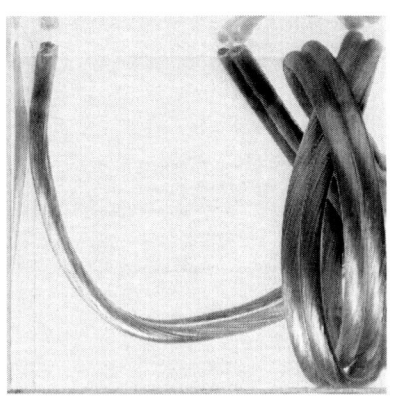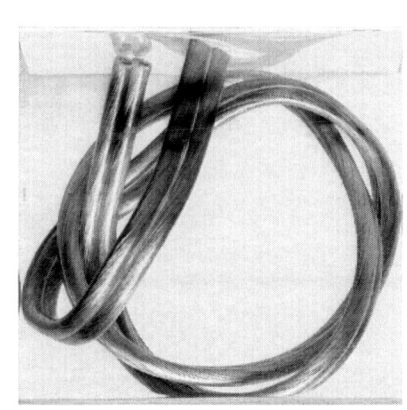

(A)   r
(B)   l
(C)   u
(D)   o
(E)   h

LÖSUNGSANSATZ ZU ÜBUNG 10

1.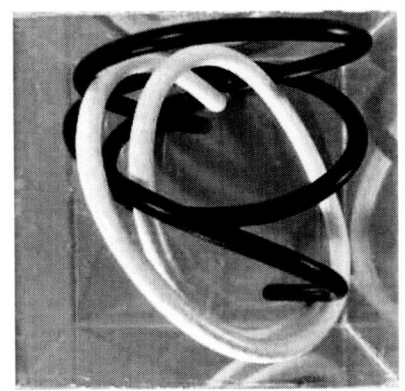

(A) r
(B) l
(C) u
(D) o
(E) h

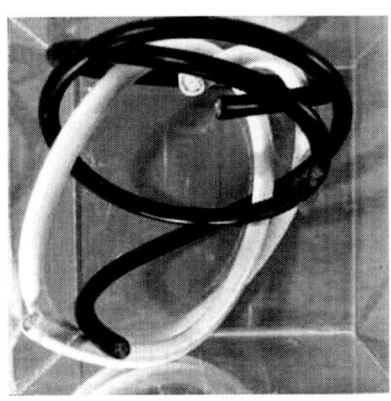

Schwierigkeit! Eine eher schwierige Aufgabe gleich zu Beginn.

Tipp! Eine schwere Aufgabe gleich am Anfang des Untertests soll der Verunsicherung dienen. Darauf solltest Du nicht herein fallen. Auch hier gilt, wenn Du nicht gleich durchsteigst, lieber schieben. Selbst wenn es die allererste Aufgabe ist. Übrigens ist es egal wie schwierig eine Aufgabe oder wie gemein die Fallen der Testhersteller sind: es fällt nicht nur Dir schwer sondern allen Testteilnehmern gleichermaßen. Deshalb der ultimativer Tipp: egal was sich die Testhersteller auch ausdenken – nicht ärgern, nur wundern!! … und gelassen und konzentriert weiter arbeiten.

Lösung:

Gratuliere! Wer soweit gekommen ist, konnte die Aufgabe bestimmt leicht lösen, sofern man sich nicht auf das untere schwarze Ende versteift hat. Dieses zeigt einen klaren Höhenunterschied auf den beiden Fotos. Hierbei handelt es sich aber um eine optische Täuschung. Einmal ist das schwarze Ende näher und einmal weiter entfernt von der Linse des Fotoaparates, dadurch kann ein kleiner Höhenunterschied entstehen. Es handelt sich aber trotzdem um eine Drehbewegung.

Die richtige Antwort ist Antwort (E), die Ansicht von hinten!

LÖSUNGEN

4. LÖSUNGEN

4.1 BLANKOTABELLE

Nr.	Fakten Lernen
1	(A) ☐ (B) ☐ (C) ☐ (D) ☐ (E) ☐
2	(A) ☐ (B) ☐ (C) ☐ (D) ☐ (E) ☐
3	(A) ☐ (B) ☐ (C) ☐ (D) ☐ (E) ☐
4	(A) ☐ (B) ☐ (C) ☐ (D) ☐ (E) ☐
5	(A) ☐ (B) ☐ (C) ☐ (D) ☐ (E) ☐
6	(A) ☐ (B) ☐ (C) ☐ (D) ☐ (E) ☐
7	(A) ☐ (B) ☐ (C) ☐ (D) ☐ (E) ☐
8	(A) ☐ (B) ☐ (C) ☐ (D) ☐ (E) ☐
9	(A) ☐ (B) ☐ (C) ☐ (D) ☐ (E) ☐
10	(A) ☐ (B) ☐ (C) ☐ (D) ☐ (E) ☐
11	(A) ☐ (B) ☐ (C) ☐ (D) ☐ (E) ☐
12	(A) ☐ (B) ☐ (C) ☐ (D) ☐ (E) ☐
13	(A) ☐ (B) ☐ (C) ☐ (D) ☐ (E) ☐
14	(A) ☐ (B) ☐ (C) ☐ (D) ☐ (E) ☐
15	(A) ☐ (B) ☐ (C) ☐ (D) ☐ (E) ☐
16	(A) ☐ (B) ☐ (C) ☐ (D) ☐ (E) ☐
17	(A) ☐ (B) ☐ (C) ☐ (D) ☐ (E) ☐
18	(A) ☐ (B) ☐ (C) ☐ (D) ☐ (E) ☐
19	(A) ☐ (B) ☐ (C) ☐ (D) ☐ (E) ☐
20	(A) ☐ (B) ☐ (C) ☐ (D) ☐ (E) ☐

Zum Kopieren und selber Ausfüllen.

4.2 LÖSUNGSSCHLÜSSEL

Nr.	Übungsaufgabe 1				
1	(A) ☐	(B) ☐	(C) ☐	(D) ☐	(E) ■
2	(A) ■	(B) ☐	(C) ☐	(D) ☐	(E) ☐
3	(A) ☐	(B) ☐	(C) ☐	(D) ☐	(E) ■
4	(A) ☐	(B) ☐	(C) ☐	(D) ☐	(E) ■
5	(A) ■	(B) ☐	(C) ☐	(D) ☐	(E) ☐
6	(A) ☐	(B) ☐	(C) ☐	(D) ■	(E) ☐
7	(A) ☐	(B) ☐	(C) ■	(D) ☐	(E) ☐
8	(A) ☐	(B) ■	(C) ☐	(D) ☐	(E) ☐
9	(A) ☐	(B) ■	(C) ☐	(D) ☐	(E) ☐
10	(A) ☐	(B) ☐	(C) ☐	(D) ■	(E) ☐
11	(A) ☐	(B) ■	(C) ☐	(D) ☐	(E) ☐
12	(A) ☐	(B) ■	(C) ☐	(D) ☐	(E) ☐
13	(A) ☐	(B) ■	(C) ☐	(D) ☐	(E) ☐
14	(A) ■	(B) ☐	(C) ☐	(D) ☐	(E) ☐
15	(A) ■	(B) ☐	(C) ☐	(D) ☐	(E) ☐
16	(A) ☐	(B) ■	(C) ☐	(D) ☐	(E) ☐
17	(A) ☐	(B) ☐	(C) ■	(D) ☐	(E) ☐
18	(A) ☐	(B) ☐	(C) ☐	(D) ■	(E) ☐
19	(A) ☐	(B) ☐	(C) ■	(D) ☐	(E) ☐
20	(A) ☐	(B) ☐	(C) ■	(D) ☐	(E) ☐

Nr.	Übungsaufgabe 2				
1	(A) ■	(B) ☐	(C) ☐	(D) ☐	(E) ☐
2	(A) ☐	(B) ☐	(C) ☐	(D) ☐	(E) ■
3	(A) ☐	(B) ☐	(C) ■	(D) ☐	(E) ☐
4	(A) ■	(B) ☐	(C) ☐	(D) ☐	(E) ☐
5	(A) ■	(B) ☐	(C) ☐	(D) ☐	(E) ☐
6	(A) ☐	(B) ☐	(C) ☐	(D) ■	(E) ☐
7	(A) ☐	(B) ☐	(C) ☐	(D) ☐	(E) ■
8	(A) ☐	(B) ☐	(C) ■	(D) ☐	(E) ☐
9	(A) ■	(B) ☐	(C) ☐	(D) ☐	(E) ☐
10	(A) ■	(B) ☐	(C) ☐	(D) ☐	(E) ☐
11	(A) ☐	(B) ☐	(C) ☐	(D) ☐	(E) ■
12	(A) ☐	(B) ■	(C) ☐	(D) ☐	(E) ☐
13	(A) ☐	(B) ☐	(C) ☐	(D) ■	(E) ☐
14	(A) ■	(B) ☐	(C) ☐	(D) ☐	(E) ☐
15	(A) ☐	(B) ☐	(C) ■	(D) ☐	(E) ☐
16	(A) ☐	(B) ☐	(C) ■	(D) ☐	(E) ☐
17	(A) ☐	(B) ☐	(C) ☐	(D) ■	(E) ☐
18	(A) ☐	(B) ☐	(C) ☐	(D) ■	(E) ☐
19	(A) ☐	(B) ■	(C) ☐	(D) ☐	(E) ☐
20	(A) ☐	(B) ■	(C) ☐	(D) ☐	(E) ☐

Nr.	Übungsaufgabe 3				
1	(A) ☐	(B) ■	(C) ☐	(D) ☐	(E) ☐
2	(A) ☐	(B) ☐	(C) ■	(D) ☐	(E) ☐
3	(A) ☐	(B) ☐	(C) ☐	(D) ■	(E) ☐
4	(A) ☐	(B) ☐	(C) ☐	(D) ☐	(E) ■
5	(A) ☐	(B) ☐	(C) ☐	(D) ■	(E) ☐
6	(A) ☐	(B) ■	(C) ☐	(D) ☐	(E) ☐
7	(A) ■	(B) ☐	(C) ☐	(D) ☐	(E) ☐
8	(A) ☐	(B) ☐	(C) ☐	(D) ☐	(E) ■
9	(A) ☐	(B) ☐	(C) ☐	(D) ☐	(E) ■
10	(A) ☐	(B) ☐	(C) ■	(D) ☐	(E) ☐
11	(A) ☐	(B) ☐	(C) ■	(D) ☐	(E) ☐
12	(A) ☐	(B) ☐	(C) ■	(D) ☐	(E) ☐
13	(A) ☐	(B) ■	(C) ☐	(D) ☐	(E) ☐
14	(A) ☐	(B) ■	(C) ☐	(D) ☐	(E) ☐
15	(A) ☐	(B) ☐	(C) ☐	(D) ☐	(E) ■
16	(A) ☐	(B) ☐	(C) ■	(D) ☐	(E) ☐
17	(A) ■	(B) ☐	(C) ☐	(D) ☐	(E) ☐
18	(A) ■	(B) ☐	(C) ☐	(D) ☐	(E) ☐
19	(A) ■	(B) ☐	(C) ☐	(D) ☐	(E) ☐
20	(A) ☐	(B) ☐	(C) ☐	(D) ■	(E) ☐

Nr.	Übungsaufgabe 4				
1	(A) ☐	(B) ☐	(C) ☐	(D) ■	(E) ☐
2	(A) ☐	(B) ■	(C) ☐	(D) ☐	(E) ☐
3	(A) ■	(B) ☐	(C) ☐	(D) ☐	(E) ☐
4	(A) ■	(B) ☐	(C) ☐	(D) ☐	(E) ☐
5	(A) ☐	(B) ☐	(C) ☐	(D) ■	(E) ☐
6	(A) ☐	(B) ☐	(C) ■	(D) ☐	(E) ☐
7	(A) ☐	(B) ■	(C) ☐	(D) ☐	(E) ☐
8	(A) ☐	(B) ☐	(C) ☐	(D) ☐	(E) ■
9	(A) ■	(B) ☐	(C) ☐	(D) ☐	(E) ☐
10	(A) ☐	(B) ☐	(C) ☐	(D) ☐	(E) ■
11	(A) ☐	(B) ■	(C) ☐	(D) ☐	(E) ☐
12	(A) ■	(B) ☐	(C) ☐	(D) ☐	(E) ☐
13	(A) ☐	(B) ■	(C) ☐	(D) ☐	(E) ☐
14	(A) ☐	(B) ☐	(C) ☐	(D) ■	(E) ☐
15	(A) ■	(B) ☐	(C) ☐	(D) ☐	(E) ☐
16	(A) ■	(B) ☐	(C) ☐	(D) ☐	(E) ☐
17	(A) ☐	(B) ☐	(C) ☐	(D) ■	(E) ☐
18	(A) ☐	(B) ☐	(C) ☐	(D) ☐	(E) ■
19	(A) ☐	(B) ☐	(C) ■	(D) ☐	(E) ☐
20	(A) ☐	(B) ☐	(C) ☐	(D) ☐	(E) ■

Nr.	Übungsaufgabe 5				
1	(A) ■	(B) □	(C) □	(D) □	(E) □
2	(A) □	(B) □	(C) □	(D) ■	(E) □
3	(A) ■	(B) □	(C) □	(D) □	(E) □
4	(A) □	(B) □	(C) □	(D) □	(E) ■
5	(A) □	(B) ■	(C) □	(D) □	(E) □
6	(A) □	(B) □	(C) ■	(D) □	(E) □
7	(A) ■	(B) □	(C) □	(D) □	(E) □
8	(A) □	(B) □	(C) □	(D) ■	(E) □
9	(A) □	(B) □	(C) □	(D) ■	(E) □
10	(A) □	(B) □	(C) □	(D) □	(E) ■
11	(A) ■	(B) □	(C) □	(D) □	(E) □
12	(A) □	(B) □	(C) □	(D) ■	(E) □
13	(A) □	(B) □	(C) □	(D) ■	(E) □
14	(A) □	(B) □	(C) ■	(D) □	(E) □
15	(A) □	(B) □	(C) □	(D) □	(E) ■
16	(A) □	(B) □	(C) □	(D) □	(E) ■
17	(A) □	(B) □	(C) □	(D) ■	(E) □
18	(A) □	(B) ■	(C) □	(D) □	(E) □
19	(A) □	(B) □	(C) □	(D) ■	(E) □
20	(A) □	(B) □	(C) □	(D) ■	(E) □

Nr.	Übungsaufgabe 6				
1	(A) □	(B) ■	(C) □	(D) □	(E) □
2	(A) □	(B) □	(C) □	(D) ■	(E) □
3	(A) □	(B) □	(C) □	(D) □	(E) ■
4	(A) □	(B) ■	(C) □	(D) □	(E) □
5	(A) □	(B) □	(C) □	(D) ■	(E) □
6	(A) □	(B) ■	(C) □	(D) □	(E) □
7	(A) □	(B) ■	(C) □	(D) □	(E) □
8	(A) □	(B) □	(C) □	(D) □	(E) ■
9	(A) ■	(B) □	(C) □	(D) □	(E) □
10	(A) □	(B) □	(C) □	(D) □	(E) ■
11	(A) ■	(B) □	(C) □	(D) □	(E) □
12	(A) □	(B) □	(C) □	(D) ■	(E) □
13	(A) □	(B) □	(C) □	(D) ■	(E) □
14	(A) ■	(B) □	(C) □	(D) □	(E) □
15	(A) □	(B) ■	(C) □	(D) □	(E) □
16	(A) □	(B) ■	(C) □	(D) □	(E) □
17	(A) □	(B) □	(C) ■	(D) □	(E) □
18	(A) □	(B) □	(C) ■	(D) □	(E) □
19	(A) □	(B) □	(C) ■	(D) □	(E) □
20	(A) □	(B) □	(C) ■	(D) □	(E) □

Nr.	Übungsaufgabe 7				
1	(A) □	(B) □	(C) □	(D) ■	(E) □
2	(A) □	(B) □	(C) □	(D) □	(E) ■
3	(A) ■	(B) □	(C) □	(D) □	(E) □
4	(A) □	(B) ■	(C) □	(D) □	(E) □
5	(A) □	(B) ■	(C) □	(D) □	(E) □
6	(A) ■	(B) □	(C) □	(D) □	(E) □
7	(A) ■	(B) □	(C) □	(D) □	(E) □
8	(A) ■	(B) □	(C) □	(D) □	(E) □
9	(A) □	(B) □	(C) ■	(D) □	(E) □
10	(A) ■	(B) □	(C) □	(D) □	(E) □
11	(A) □	(B) □	(C) □	(D) ■	(E) □
12	(A) □	(B) □	(C) □	(D) ■	(E) □
13	(A) ■	(B) □	(C) □	(D) □	(E) □
14	(A) □	(B) □	(C) ■	(D) □	(E) □
15	(A) □	(B) ■	(C) □	(D) □	(E) □
16	(A) □	(B) □	(C) ■	(D) □	(E) □
17	(A) □	(B) □	(C) ■	(D) □	(E) □
18	(A) □	(B) □	(C) □	(D) ■	(E) □
19	(A) □	(B) □	(C) ■	(D) □	(E) □
20	(A) □	(B) □	(C) □	(D) ■	(E) □

Nr.	Übungsaufgabe 8				
1	(A) □	(B) □	(C) □	(D) □	(E) ■
2	(A) □	(B) ■	(C) □	(D) □	(E) □
3	(A) ■	(B) □	(C) □	(D) □	(E) □
4	(A) □	(B) □	(C) ■	(D) □	(E) □
5	(A) □	(B) □	(C) □	(D) □	(E) ■
6	(A) □	(B) □	(C) □	(D) ■	(E) □
7	(A) □	(B) □	(C) □	(D) ■	(E) □
8	(A) ■	(B) □	(C) □	(D) □	(E) □
9	(A) □	(B) □	(C) ■	(D) □	(E) □
10	(A) ■	(B) □	(C) □	(D) □	(E) □
11	(A) □	(B) □	(C) ■	(D) □	(E) □
12	(A) □	(B) □	(C) □	(D) ■	(E) □
13	(A) □	(B) □	(C) ■	(D) □	(E) □
14	(A) ■	(B) □	(C) □	(D) □	(E) □
15	(A) □	(B) □	(C) ■	(D) □	(E) □
16	(A) □	(B) □	(C) □	(D) ■	(E) □
17	(A) □	(B) □	(C) ■	(D) □	(E) □
18	(A) □	(B) ■	(C) □	(D) □	(E) □
19	(A) □	(B) ■	(C) □	(D) □	(E) □
20	(A) □	(B) ■	(C) □	(D) □	(E) □

Nr.	Übungsaufgabe 9				
1	(A) ■	(B) ☐	(C) ☐	(D) ☐	(E) ☐
2	(A) ☐	(B) ■	(C) ☐	(D) ☐	(E) ☐
3	(A) ■	(B) ☐	(C) ☐	(D) ☐	(E) ☐
4	(A) ■	(B) ☐	(C) ☐	(D) ☐	(E) ☐
5	(A) ☐	(B) ☐	(C) ☐	(D) ☐	(E) ■
6	(A) ☐	(B) ■	(C) ☐	(D) ☐	(E) ☐
7	(A) ☐	(B) ■	(C) ☐	(D) ☐	(E) ☐
8	(A) ■	(B) ☐	(C) ☐	(D) ☐	(E) ☐
9	(A) ☐	(B) ☐	(C) ☐	(D) ☐	(E) ■
10	(A) ☐	(B) ☐	(C) ■	(D) ☐	(E) ☐
11	(A) ☐	(B) ☐	(C) ■	(D) ☐	(E) ☐
12	(A) ☐	(B) ☐	(C) ■	(D) ☐	(E) ☐
13	(A) ☐	(B) ☐	(C) ☐	(D) ☐	(E) ■
14	(A) ■	(B) ☐	(C) ☐	(D) ☐	(E) ☐
15	(A) ☐	(B) ☐	(C) ☐	(D) ■	(E) ☐
16	(A) ☐	(B) ■	(C) ☐	(D) ☐	(E) ☐
17	(A) ☐	(B) ☐	(C) ☐	(D) ■	(E) ☐
18	(A) ☐	(B) ☐	(C) ☐	(D) ■	(E) ☐
19	(A) ☐	(B) ☐	(C) ☐	(D) ■	(E) ☐
20	(A) ☐	(B) ☐	(C) ■	(D) ☐	(E) ☐

Nr.	Übungsaufgabe 10				
1	(A) ☐	(B) ☐	(C) ☐	(D) ☐	(E) ■
2	(A) ☐	(B) ☐	(C) ■	(D) ☐	(E) ☐
3	(A) ☐	(B) ☐	(C) ■	(D) ☐	(E) ☐
4	(A) ■	(B) ☐	(C) ☐	(D) ☐	(E) ☐
5	(A) ☐	(B) ■	(C) ☐	(D) ☐	(E) ☐
6	(A) ☐	(B) ☐	(C) ■	(D) ☐	(E) ☐
7	(A) ■	(B) ☐	(C) ☐	(D) ☐	(E) ☐
8	(A) ☐	(B) ■	(C) ☐	(D) ☐	(E) ☐
9	(A) ☐	(B) ☐	(C) ☐	(D) ■	(E) ☐
10	(A) ☐	(B) ☐	(C) ■	(D) ☐	(E) ☐
11	(A) ☐	(B) ☐	(C) ☐	(D) ■	(E) ☐
12	(A) ■	(B) ☐	(C) ☐	(D) ☐	(E) ☐
13	(A) ☐	(B) ☐	(C) ■	(D) ☐	(E) ☐
14	(A) ■	(B) ☐	(C) ☐	(D) ☐	(E) ☐
15	(A) ☐	(B) ☐	(C) ☐	(D) ☐	(E) ■
16	(A) ☐	(B) ☐	(C) ■	(D) ☐	(E) ☐
17	(A) ☐	(B) ■	(C) ☐	(D) ☐	(E) ☐
18	(A) ☐	(B) ■	(C) ☐	(D) ☐	(E) ☐
19	(A) ☐	(B) ☐	(C) ☐	(D) ■	(E) ☐
20	(A) ☐	(B) ■	(C) ☐	(D) ☐	(E) ☐

ANHANG

5.   ANHANG

BUCHEMPFEHLUNG

Weitere Bücher des MedGurus Verlag findet man preisgünstig und ab zwei Büchern versandkosten-frei bestellbar unter

www.medgurus.de - Eine Initiative von und für Studenten

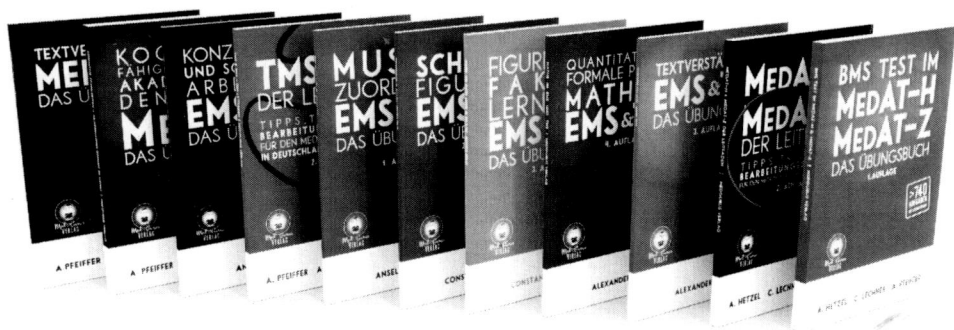

Vorbereitungsseminare für den EMS, TMS und MedAT

Seit 2007 bieten wir studentische Vorbereitungskurse zu fairen Preisen für den EMS, TMS und den MedAT an. In unseren Seminaren stellen wir effiziente Bearbeitungsstrategien zu den einzelnen Untertests vor und trainieren diese mit den Teilnehmern anhand von Beispielaufgabe ein. Video-Tutorials, Allgemeine Informationen zum EMS, TMS und MedAT, sowie Informationen zu unserem Kursangebot und unseren Übungsbüchern findet man auf unserer Homepage.

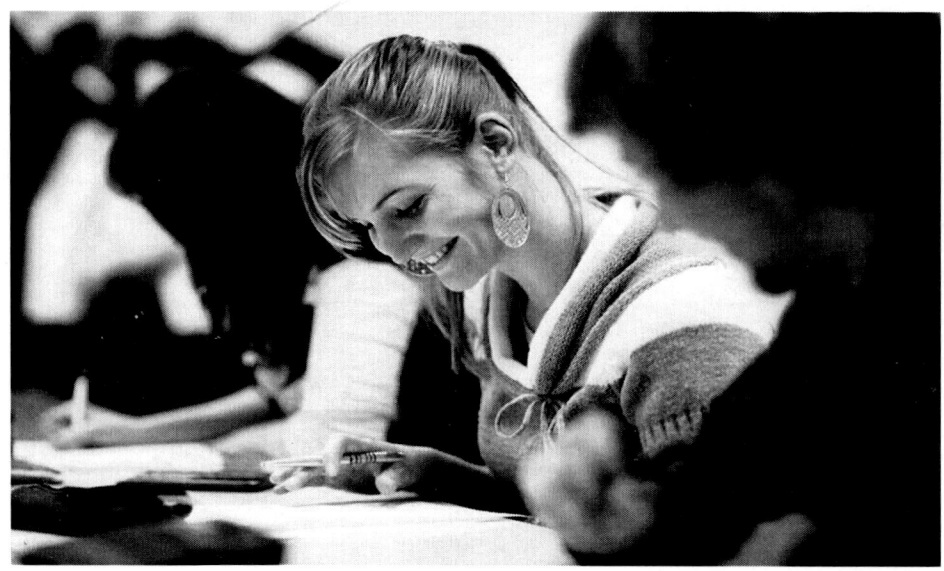